生命樹

Health is the greatest gift, contentment the greatest wealth.
~Gautama Buddha

健康是最大的利益，知足是最好的財富。——佛陀

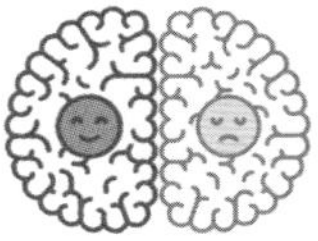

終結腦疲勞！台大醫師的高效三力自癒法

整合醫學專家
台大主治醫師
張立人——著

推薦序

想把工作做好，先把生活過好

齊立文
《經理人月刊》總編輯

最近看了一齣日劇《大戀愛和把我忘記的你》（大恋愛～僕を忘れる君と），內容描述一位三十幾歲、讀到醫學博士的女醫師，從被確診罹患「輕度認知功能障礙」（ＭＣＩ），到最後演變成阿茲海默症的掙扎過程。其中一段醫病對話，我印象特別深刻。當醫生婉言提醒女主角，雖然患有ＭＣＩ，但是只要「均衡飲食、適度運動、充足睡眠」，還是能夠有效延緩身心退化。女主角只是神情淡漠地重述了那十二個字，反問醫生：「那不就是一般的生活建議嗎？」醫生回答：「但那也是最重要的事啊！」

從戲劇回到現實生活，看看張立人醫師在書中提到的親身經歷：離開醫院兩年後，張醫師沒有刻意減重，卻瘦了十五公斤。路上偶遇同為醫師的友人，要他從實招來瘦身祕訣。張醫師說：「就生活變正常了嘛。」友人失望地說：「怎麼可能，就這樣而已？」

乍聽之下，「生活變正常」真的沒什麼了不起，因為每個人從出生以來，不管好過、難過，天天都在過日子。但是試想一下掛號看病，你拿到的藥袋裡，一包藥要你「戒手機」、一包藥要「早睡早起」、一包藥要「天天五蔬果」……你還覺得「正常」很簡單嗎？

在我參與編寫的雜誌裡，內容主要是彙整如何把工作做得更好的知識與技能，因為整體來說，當一個人工作做不好、做不完，那份焦慮與疲憊勢必會蔓延、滲透到下班後的生活與睡眠。不過，時日一久我漸漸發現，人們對於「工作」的愛恨情仇，牽涉到的因素太多，只從工作人、效率人的面向去理解，是找不到也釐不清人們為什麼有工作時，頻頻想辭職、想休息；失業沒工作時，卻又徬徨失措的矛盾情結。閱讀這本書時，給了我一個提醒：**當人們不再是身心愉快的「正常人」時，跟他們談什麼高效率、高效能的know-how根本毫無意義**，因為他們不是已經身心俱疲、不想工作；就是已經身心透支，必須離開職場、調養身體了。

我很同意書中所說：「上醫治未病，中醫治欲病，下醫治已病。」而要徹底改善工作與生活的失衡，需要「上醫」——從日常養生開始。在《與成功有約》作者史蒂芬・柯維（Stephen Covey）提出的時間管理矩陣裡，將事務依照急迫性（urgent）高低、重要性（important）高低，劃分成四個象限。我們都知道該多做重要的事，但是現實生活裡，我們總是被「急迫」拉著走、追著跑；追趕累了，就做些不急迫也不重要的事，抒解壓力。最後，被我們遺漏的、拖延的，就是重要卻不急迫的事：身心健康。新的年度給自己新的期許，**照著書中的正念力、好眠力、好食力，提升自己在工作與生活之間取得協調的好實力**。

推薦序

我們該如何面對「現代文明病」——腦疲勞？

臨床心理師、臉書粉專「睡眠管理職人」版主 吳家碩

「現代文明病」雖然不算是正式的疾病名稱，但想必大家都聽過。不知你是否想過這個字詞，是會隨著時間流動而變換定義及形態的呢！怎麼說？因為不同時空下，「現代」一詞的定義與形態會不斷流動著，在你翻閱此書時，有屬於這個當下的「現代」——**一個有著職場高壓、多工角色及腦疲勞現象的時代**。而這些現象正是張立人醫師在此書想要探討的主題與對象，所以，這是一本教大家如何透過非藥物自癒方式，來面對當下「現代文明病」的書。

很榮幸成為此書推薦人。我是在睡眠中心工作的臨床心理師，主要工作內容正是透過非藥物的認知行為治療，來管理及治療失眠問題，也經營及出版睡眠相關的粉專、官網及書籍。所以一看到書稿，便對睡眠相關章節感到興趣，因為把現代議題帶入此書，讓同是「現代人」的我在閱讀此書時頻頻點頭。像是書中提到在多工的生活節奏裡，我們好不容易可以放鬆好好睡覺了，卻捨不得休息，忍不住想：「不行，這樣就睡太浪費了！」所以拿起手機東滑西逛的，時間就這樣過了，也犧

牲了睡眠。張醫師稱之為「放鬆焦慮」，沒錯！我常在門診時聽到病人有這樣的描述，**對於可以放鬆反而出現捨不得和焦慮**。你是否跟我一樣，讀到這個概念時很有同感呢？

書中充滿這般有趣又精準的形容，使我快速讀完睡眠主題後，對其他主題也產生高度興趣，在多工的工作與生活中，挪出時間看完了其他章節，我相信讀者們也會有相同感受。先挑幾章感興趣的章節讀一讀吧，接著你就會有興趣翻過一章又一章！不過，讓我覺得更精采的地方還有：**張醫師在專業醫學的思維裡，用臨床的案例及故事性的舉例，讓醫學名詞變得輕鬆、好懂且親近**。

例如睡眠行為醫學裡，臨床上我們在探討為什麼失眠時，會常用三個系統來分析，分別是：與睡眠量有關的「恆定系統」、與睡眠時間點有關的「生理時鐘」，以及與生理或心理過度清醒有關的「清醒系統」。但這三大系統在臨床說明上需要花點功夫解釋，但張醫師在書中分別透過：「我夠累嗎？如何像『賽馬』一樣累？」「我夠準時嗎？如何像『公雞』一樣準時？」「我太亢奮嗎？如何像『水母』一樣放鬆？」三個角度切入。運用三種熟悉的動物來舉例，很快地就讓人理解這三個系統，再分別教大家該如何執行對睡眠有幫助的策略、具體的技巧和步驟，這樣說故事的方式真的很精采又不失專業。

你是否也想要好好休息？是否想要重拾健康的身心呢？我相信此書可以為你帶來很多良好的觀念及方法。不過，也要提醒各位讀者，這樣帶有自癒性的書籍，和失眠的認知行為治療一樣，都非常需要你的執行力。唯有持之以恆的練習，才可以看到更好、更持久的效果喲！

推薦序

你的人生，需要學會放棄與休息

海苔熊
心理學作家

你知道嗎，一直以來你缺乏的能力是「放棄」。

你必須改變目前的生活、犧牲某些習以為常的東西，才能夠脫離循環的疲勞和痛苦。那些無法「捨去」過往生活形態的人、不斷因為追求完美而瞎忙的人，只會不斷地用抱怨（缺乏正念）、暴食（飲食失控）、煎魚（晚上睡不著）來「投資」（透支）自己的人生。表面上好像抓住了所有，但實際上卻放棄了健康、快樂與有品質的生活。

或許這些你都知道，但仍是無法停止，為什麼呢？因為你害怕停下來。在這個講求競爭力的世界裡，停下來似乎就意味著失敗、停下來似乎就表示你抗壓力不足；只要停下來，你就會擔心別人看到你的「真面目」，擔心他們會不會覺得過去你所獲得的成就只是僥倖。所以你一直努力奔跑，直到你無法繼續再跑為止。

那該怎麼辦呢？多虧你打開了這本書，如果你還在猶豫要不要購買，我想用三個「實」字來簡單描述這本書在我心裡的印象，提供你參考；而如果你已經買了，也可以參考從這三個角度使用它。

一**本同時具備實用、詳實與實踐的大作！**首先，這是本非常「實用」的書，從情緒、睡眠到飲食，買一本等於買三本，如果你真的按照書中步驟研習，就有機會可以「進場大維修」，展開你的第二人生。以情緒為例，張醫師說：「我們永遠搭不到上一班車的。從容地搭下一班車，才是智者的選擇。」真是一語道破。我想起了另外一句流傳的名言：「焦慮的人活在未來，憂鬱的人活在過去，快樂的人活在當下。」回首剛剛那個沒搭上車的人，一邊擔心趕不及上班，一邊懊悔自己為何不早點出門，就是無法享受當下的風景，難怪快樂很難造訪。

或許你已經看過許多相關的身心健康或勵志書籍，但我必須說，這本跟其他不一樣的地方在於，你不需要擁抱你的內在小孩、你不需要和自己的情緒「對話」、你不需要去碰觸那些「看不見摸不著」的東西，也因為這樣，我覺得特別適合以下兩種人：

● 喜歡用大腦思考，常常被別人說過度理性、缺乏感情的人。
● 討厭光說不練，經常覺得「講這麼多不如立刻做」的人。

不論是正念、飲食或是睡眠，書中每一個方法都是可以今天、現在、立刻「具體」操作的，對於急性子的人來說，更是一邊讀、一邊覺得躍躍欲試。

再者，這是一本相當「詳實」的科普讀物，或許張醫師用詞有一點誇張驚悚（實在用心良苦，否則調性太軟你也會覺得不痛不癢），但如果你仔細閱讀就會發現裡面整理了各種研究和數據，你甚至可以上網輸入這些研究者和單位名稱，找到相關資料。甚至，在很多內容中還提供了參考的延伸閱讀，提供「習慣用頭腦」的人解知識的渴。或許在大腦和生理部分我了解的較為有限，但至少在情緒和正念部分，張醫師的確都引用了非常頂尖的期刊和學者觀點，並且提供具體的SOP，如果你是相關科系的研究生，都可以用這些資料當作搜尋的「種子」（seed），著手進行研究。

最後，這是一本需要「實踐」的書。書中每一個方法，都是需要身體力行的，這也意味著你必須放棄一些你已經習慣的東西。放棄過往你習慣的窮忙生活、放棄睡前渾渾噩噩滑手機的習慣、放棄每天喝珍珠奶茶來當作小確幸，然後**在每一個讓你痛苦或不習慣的放棄裡，都有可能讓你的大腦獲得一個新的喘息**。

如果，最近的你已經壓力大到難以呼吸，那麼就算看完書中的「高效三力」，也無法拯救你。但如果你願意**從裡面比較容易的練習開始做起，那麼你就能跳脫以往過勞的輪迴**，給自己的生命一個機會。

推薦序

開啟自我關愛的大腦充電術與正念「健心房」

李燕蕙 副教授
英國牛津大學正念中心MBCT訓練師與督導

每天起床時，你是充滿精力一躍而起準備一天的工作；或精疲力竭掙扎著起床，焦慮面對無止盡工作的高壓感？每天入睡前，伴隨著你入眠的，是完成一天任務、輕鬆愉悅的回憶？或被許許多多待辦事務與未竟事務困擾綁架，輾轉難眠？

「職場疲勞症候群」與腦疲勞，導致免疫系統失調而百病叢生，已是現代人身心健康面臨的普遍現象，如何維護身心健康，不只是我們都需要面對的問題，也是各國政府健康政策與公司機構維護生產力的共同問題。張立人醫師的《終結腦疲勞！台大醫師的高效三力自癒法》，其主要內容就是引導在繁忙職場生活中腦疲累的社會大眾，如何運用正念療法（正念減壓+正念認知療法），進行自我療癒與自我照顧的實務方法。

卡巴金博士（Dr. Jon Kabat-Zinn）融合東方禪修與西方身心醫療理念所創建的正念減壓（MBSR），與英國牛津大學正念中心的馬克・威廉斯博士（Dr. Mark Williams）等三位心理學家所創建的正念認知療法（MBCT），作為自我照顧的正念課程（MBP），早已在歐美蔚為風潮，成為國際知名企業Google、微軟等公司的員工健康課程。自二〇一一年後也逐漸在亞洲，如韓國、新加坡、中國、香港、台灣、日本、馬來西亞等區域普遍傳播。透過八週正念課程，在繁忙生活中，**培育與壓力共處的能力**，已成為千萬人普遍的自助自學方法。

過去幾年來，我見過張立人醫師學習正念前的疲憊狀態，也看見他在正念培訓的這幾年中身心蛻變的歷程，可以感受張醫師自己就是正念課程的自我療癒者與深度受益者。本書不只是他融合腦科學、身心醫學與正念療法的實用創作，也是他內化正念力量於生活中，提供給職場疲憊大眾作為自我照顧實戰方法的最佳禮物。

本書除了具備生動幽默犀利的寫作風格，讓讀者可以深入淺出地了解職場疲憊與腦疲勞現象，也提出基礎正念練習以鍛鍊內在肌力，實戰正念力以活用於職場與家庭的具體方法。深入閱讀本書，並且跟著書中方法自我練習，必能培育發展自己的正念力、好眠力與好食力，深入學習正念大腦充電術，定能正念樂活：活得幸福有意義，老得睿智健康自在。

推薦序

頂尖工作者的健康難題——大腦保健

蘇冠賓 教授
台中中國醫藥大學身心介面研究中心主任、醫學院副院長
台灣營養精神醫學研究學會理事長

曾獲選湯森路透引文桂冠獎（Clarivate Citation Laureates）、被視為諾貝爾物理學獎熱門人選的美籍華裔物理學家——張首晟教授，因長年罹患憂鬱症，二〇一八年十二月在史丹福大學跳樓自殺。二〇一八年稍早知名的名廚作家及電視節目主持人安東尼．波登（Anthony Michael Bourdain），以及美國時裝設計師及設計品牌創辦人凱特．絲蓓（Kate Spade），同樣都是在人生最高峰結束自己的生命。社會大眾常常無法了解，憂鬱症是大腦的疾病，就像是癌症或心臟病，沒有人可以免疫。

台灣常見身心疾患二十年內的盛行率增為兩倍，期間自殺率、失業率、離婚率皆平行升高。世界知名的期刊《刺胳針》（*The Lancet*）主編語重心長地強調，這項來自台灣的研究，應該帶給全世界更「全面性、整體性」的思考：**追求社會進步和經濟成長，而犧牲「精神健康」的嚴重問題**。

《終結腦疲勞！台大醫師的高效三力自癒法》，從職場中的減壓技巧、生活形態上消除大腦疲勞，飲食營養上預防大腦老化，到精神鍛鍊上促進心靈滿足，著實超越哈佛大學推薦的基本健康習慣（不抽

菸、不酗酒、不過重、健康飲食、運動），更能讓能者多勞者得以承受壓力獲得更高職場成就。

以書中大大推薦的正念訓練為例，當年我雖因年少抗拒，但仍跟著家人對禪修有長時間的接觸。到了高壓職場工作後，重拾起當年靜坐冥想的習慣，切身體驗到東方智慧中的心靈修鍊，對於「有效從壓力中恢復、從負面情緒中跳出、提升專注力、強化人際互動及關懷他人」的大腦迴路，的確有相當明顯的效果。

我很幸運能在大學醫院工作，「得天下英才而教育之，『一樂也』」，不但可以行醫救人，更能每天和聰明絕頂又努力不懈的學生一起學習。但也因此，我經常看到社會上認為最頂尖的天之嬌子，以及最有成就的教授名醫，陷入最嚴重的身心問題。預防重於治療，為了讓國家未來的棟梁及早養成健康的生活形態，我也常常勉勵醫學生和研究生，要用「當總統」的心態鍛鍊身心，因為最後如果「很幸運」不用當總統，那你就賺到「總統級」的身心健康了！

自我檢測

焦慮、難眠、提不起勁……小心！身心疲勞未爆彈

【測驗總說明】

身為上班族的你，容易感到煩躁易怒、睡眠品質差、肩頸痠痛或胃痛腹脹嗎？你週一到週五都加班、週六也加班、週日還在家裡趕工作？老闆明示或暗示你：本公司「上班打卡制，下班責任制」？你從事科技、金融、服務或醫療等「慘」業嗎？

小心，你的大腦疲勞未爆彈，隨時引爆！開始閱讀本書之前，先讓我們來填寫以下四大檢測，掌握身心狀態：

〔測驗一〕**腦疲勞指數**：面對自己腦疲勞引爆指數。

〔測驗二〕**正念力指數**：第一種讓大腦充電的心理能力。

〔測驗三〕**好眠力指數**：第二種幫大腦充電的睡眠能力。

〔測驗四〕**好食力指數**：第三種幫大腦充電的飲食能力。

〔測驗一〕腦疲勞指數

測驗目標：辨認自己已經出現哪些腦疲勞症狀，並了解嚴重程度。過去一個月中，你常有以下狀況嗎？請進行勾選。

症狀：

❶持續疲勞，或強烈倦怠感。 □有 □無

❷覺得自己快撐不下去。 □有 □無

❸下班回到家或躺上床睡覺時，腦中仍舊想著工作。 □有 □無

❹變得健忘、分心、粗心、反應遲鈍。 □有 □無

❺情緒容易起伏、低潮、煩躁、易怒。 □有 □無

❻容易和上司、同事、客戶或家人吵架。 □有 □無

❼沒胃口、厭食、暴食，或體重明顯改變。 □有 □無

❽作息混亂、白天打瞌睡、夜裡淺眠多夢。 □有 □無

❾過度沉迷於手機、上網或網路遊戲。 □有 □無

❿菸癮加重、酗酒、吸毒或濫用處方藥。 □有 □無

計分：

勾「有」的選項計為一分；勾「無」的選項計為零分。

腦疲勞指數說明：

- **0分【正常】**：恭喜你！但請先別得意忘形，把接下來的腦充電三力指數都測完才能放心哦。
- **1～2分【輕度腦疲勞】**：這是讓你擺脫腦疲勞的黃金時機，趕緊閱讀本書，愈早「自」療愈好。
- **3～5分【中度腦疲勞】**：你得盡速接受年度健康檢查，並且搶先閱讀第二章，認識腦疲勞的嚴重後果，熟練第三至第五章的所有大腦自癒技巧。
- **6～10分或有第⑩選項的狀況【嚴重腦疲勞】**：事不宜遲！你得找專業醫師診察腦疲勞症狀，找出病因並且積極改善，精讀本書並隨時演練大腦自癒方法。

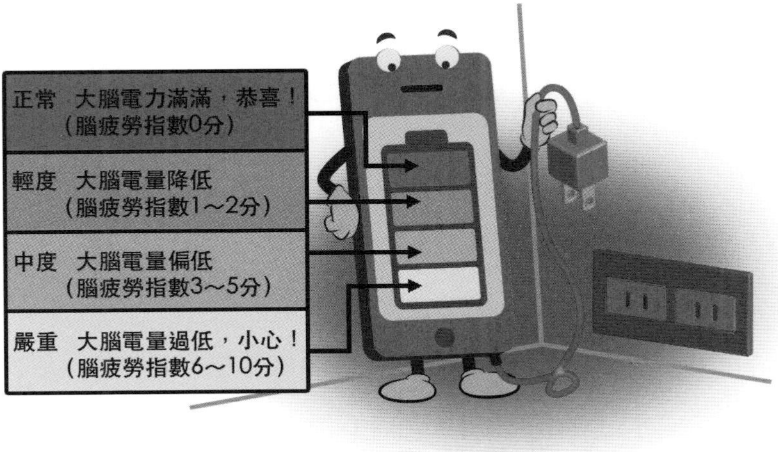

〔測驗二〕正念力指數

測驗目標：辨認你有哪些容易導致腦疲勞的想法、習慣或個性，並了解嚴重程度。過去一個月中，你常有以下狀況嗎？請進行勾選。

症狀：

❶一直擔心接下來或明天要發生的事情。 □有 □無
❷一直反芻今天或之前已經發生的事情。 □有 □無
❸每天趕行程、做了許多事，回想起來卻沒什麼印象。 □有 □無
❹趕著要去某處，卻沒注意沿途的人、事、物。 □有 □無
❺一邊聽別人講話，一邊卻同時做著其他事情。 □有 □無
❻一邊吃飯，一邊上網或滑手機。 □有 □無
❼閒不下來。即使有空閒時間，也習慣上網、滑手機或玩玩手機遊戲打發空檔。 □有 □無
❽每隔幾分鐘就要滑一次手機，不看手機心裡就不安。 □有 □無
❾容易恍神放空，沒察覺到自己在做些什麼事，彷彿開啟了「自動導航」模式。 □有 □無
❿平常從不注意身體上的不舒服，直到變嚴重才注意。 □有 □無

計分：

勾「有」的選項計為零分；勾「無」的選項計為一分。

正念力指數說明：

- **10分【強度正念力】**：你已達「工作即修行」境界！若再配合本書，你將能打造金剛不壞之身，在職場中「從心所欲不踰矩」，提升工作效率及專注力，有效舒壓，身心平衡。
- **8～9分【中度正念力】**：你在職場中已屬難得。研讀本書將提升正念力，讓大腦與身體抵抗「職場強酸」的腐蝕。
- **6～7分【弱度正念力】**：大腦缺乏正念力的保護，代表你可能已經有腦疲勞症狀，請精讀本書第二章與第三章內容，強化大腦防禦力。
- **0～5分【極弱度正念力】**：你是誤入職場殘酷叢林的小白兔，小心豺狼虎豹就在你身邊！小命即將不保，請盡速吞服本書第三章「科學實證、全球風行！工作者必做的身心健康正念訓練」。

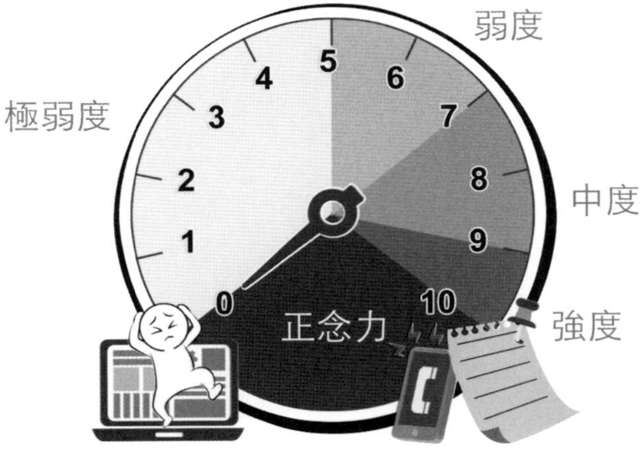
弱度
極弱度
中度
強度
0
1
2
3
4
5
6
7
8
9
10
正念力

〔測驗三〕好眠力指數

測驗目標：你常睡不好？還是睡再久都覺得睡不飽？早上起床上班，就像行屍走肉般？快來辨認自己是否睡眠品質不佳，以及有哪些不良睡眠習慣。過去一個月中，你常有以下狀況嗎？請進行勾選。

症狀：

❶常常熬夜，晚於午夜十二點才睡。 □有 □無
❷睡眠不足，成人或銀髮族的夜眠時間不到七小時。 □有 □無
❸難以入睡。常躺在床上一小時以上，還是翻來覆去，始終無法進入睡眠狀態。 □有 □無
❹淺眠。半夢半醒的淺睡，腦中老是胡思亂想。 □有 □無
❺多夢。模糊的或栩栩如生的夢境，或易被惡夢驚醒。 □有 □無
❻睡眠中斷。半夜醒來三次以上，或因為起來上廁所，上完卻無法再入睡。 □有 □無
❼早醒，比平日起床時間早一小時以上，導致白天活力不足。 □有 □無
❽白天嗜睡，一不注意就打盹，在工作或開會時頻頻「點頭」。 □有 □無
❾打瞌睡或夜眠時，鼾聲大作，出現多次呼吸停止，導致睡眠品質極差，起床後精神差。 □有 □無
❿異常睡眠行為。睡覺時出現突然驚嚇、夢遊、肢體亂動，甚至把枕邊人揍得鼻青臉腫。 □有 □無

計分：

勾「有」的選項計為零分；勾「無」的選項計一分。

好眠力指數說明：

- **10分【強度好眠力】**：你肯定是「睡神」再世，是許多人欣羨的對象哦！請繼續保持，讓睡眠修復身心、為大腦充電。
- **9分【中度好眠力】**：算不錯了，但是哪裡沒得分呢？快快翻開本書第四章「想要大腦淨化、重新開機？人體最強修復法——睡眠」，讓自己「愈睡愈成功」。
- **6～8分【弱度好眠力】**：大腦缺乏足夠的睡眠修護，可能已有腦疲勞症狀，請盡速閱讀本書第四章內容。
- **0～5分，或有第❽、❾、❿選項中任一狀況【極弱度好眠力】**：除了實踐書中睡眠方法外，你也需要請教專業醫師，找出病因，積極改善哦！

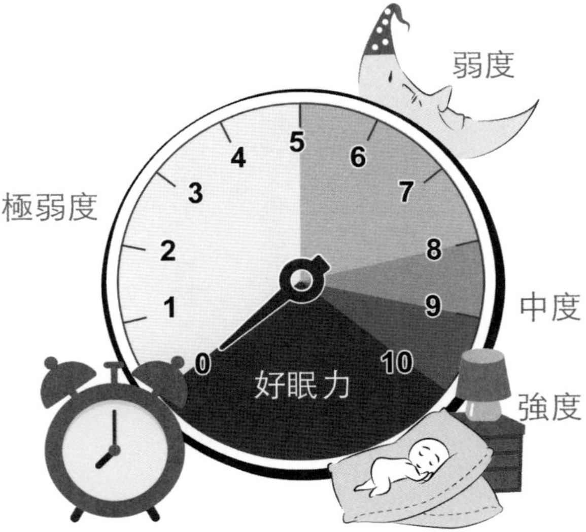

〔測驗四〕好食力指數

測驗目標：你常外食？在外面亂吃？壓力一大，就想吃甜食及垃圾食物？快來辨認你是否有錯誤的飲食習慣，照三餐殘害自己的大腦，惡化腦疲勞，提早腦老化。過去一個月中，你常有以下狀況嗎？請進行勾選。

症狀：

❶愛吃甜食，包括手搖飲料（含糖）、市售飲品、糖果、含糖巧克力、甜點，或愛加砂糖、果糖、黑糖等。 □有 □無

❷熱愛「無糖」飲料或甜食，但其實含有人工甜味劑（代糖），包括阿斯巴甜、糖精、蔗糖素。 □有 □無

❸愛吃精製澱粉食物，如麵條、麵包、饅頭、蛋糕、餅乾等。 □有 □無

❹愛吃加工食品，含化學添加物（人工色素、人工香料、防腐劑、味精、膨鬆劑、漂白劑）、酥油（反式脂肪）、乳瑪琳（人造奶油），包括糕餅、泡麵、香腸、培根、火腿、火鍋加工料等。 □有 □無

❺愛吃油炸食品，包括炸雞排、鹹酥雞、炸薯條、洋芋片等。 □有 □無

❻為了減肥或其他目的，刻意不吃任何油脂。 □有 □無

❼常吃紅肉（牛肉、羊肉、豬肉），或飽和脂肪（全脂牛奶、奶油、牛油、豬油、豬皮、雞皮等）。 □有 □無

❽每天吃不到五份蔬果（蔬菜一份為煮熟後半碗的份量，水果一份為拳頭大）。□有 □無
❾常吃高糖分水果，如荔枝、香蕉、甘蔗、桂圓等。□有 □無
❿每天吃不到兩份蛋白質食物（一份為半碗份量），例如奶、蛋、魚、肉、豆。□有 □無

計分：

勾「有」的選項計為零分；勾「無」的選項計為一分。

好食力指數說明：

- **10分【強度好食力】**：你是職場美食文化中的清流，食物是你身心健康的好夥伴，快翻開第五章的內容幫你成為「健康食神」！
- **9分【中度好食力】**：你遠勝過其他上班族，你的飲食不太讓身體造成負擔，還能自然擁有好心情，本書帶你邁向「米其林主廚級食力」！
- **7～8分【弱度好食力】**：你的大腦已經缺乏好營養，可能已有腦疲勞症狀，請盡速翻開第五章內容。
- **0～6分【極弱度好食力】**：你所吃的「悲傷飲食」，會讓你「樂極生悲」，請精讀本書第五章，快快改善飲食內容。若與本書失之交臂，運氣不好，恐怕一命嗚呼！

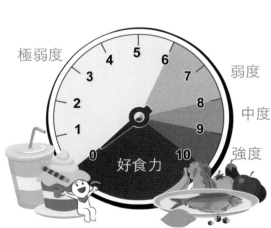

目錄

第一章

大腦自癒術——提高效率、專注及體力

多工時代的頂尖人才必備！

第二章

上班族文明病——腦疲勞！

大腦操過頭、身心俱疲症候群，

第三章

科學實證、全球風行！工作者必做的身心健康正念訓練

第四章

想要淨化大腦、自動更新？

人體最強修復法——睡眠

第五章

別再成為職場營養難民！台大醫師教你吃出好體力與好心情

身兼多職的醫師，我為什麼不會覺得累？

我是個上班族，大多數醫師也是。在大醫院任職期間，我總是看到病房裡永遠塞滿久病不癒的患者，急診室的地板上躺著一望無際的「醫療難民」，其中許多都是上班族。

即使病況有起色，醫院還有個超強的「旋轉門」，從醫院正門走出去，從急診室側門再躺回來，似乎在說著：「我等著你回來！」看到這些離不開醫院的病患，我不禁回想起，在醫學院的課堂上，白髮皚皚的年輕教授說：「你們以後當醫生，壽命會比一般人少十歲；當外科醫生，壽命少二十歲。」

⚡醫師的一天，是救人還是先自救？

從實習醫師、住院醫師、主治醫師，一路升到主任的十幾年間，日復一日，我每天在一百分貝的鬧鐘聲中起床，顧不得睡眠不足。早餐塞了個菠蘿麵包到嘴裡，再灌進加了糖球的大杯冰拿鐵，接著，騎機車飛奔到醫院，匆匆忙忙地鑽進診間。

患者一位接一位，將自家好幾「袋」（或是好幾「代」？）的心情垃圾往我身上倒，一開始我還能面帶微笑，應接自如。接下來，數十位患者蜂擁而至，就像同時駛進數十輛垃圾車，我這座「焚化爐」漸漸感到難以招架，產生「不完全燃燒」——頭昏眼花。

「放飯了！」診間助理妹妹終於開口。

一看手錶，已經午後三點。我衝回辦公室，開始扒飯，便當已經涼了。吃了兩口，科祕書便呈上一疊卷宗報告：「主任，這十份公文請趕快過目蓋章。因為祕書室舉辦各科部『提升醫院行政效能：批公文速度競賽』，前三名院長頒發感謝狀，倒數三名的部主任將列院務會議檢討，並提出改善專案報告……。」

我早已被檢討多次，實在不想再「唾面自乾」了，只得放下到口的米飯，一口氣批完。想到印章好像蓋反了……唉呀，不管了！第三口飯總得吃的。

這時，研究助理呈上另一疊卷宗報告：「主任，倫理委員會指出您研究案需要修正的地方，共有十大項、二十小項。這都不是重點，重點是——今天下午五點前就要回覆給倫委會喔！」

於是，吃第三口飯已是一個小時後的事了。

下午四點半，終於吃完午餐（還是算晚餐呢？），頭腦有些昏沉，左手抓起一杯七百西西的冰珍珠奶茶，插進粗吸管，猛吸一大口，當下心花怒放。

這時，研究助理補充說明：「今天是病房蔡護理師二十二歲『大壽』，請所有同仁喝飲料。」

在我統治的疆域裡，每天都有人生日，而且都會請喝飲料，真是有情有義的戰友們！

喝完飲料精神大振，趁風起時，揚帆出航，還有五個病房的患者等著我去查看。手上那一疊會診單，病房會議、科部會議、醫院評鑑準備會議等，也都要我主持……。

當北斗七星爬到天頂，晚風吹拂，帶來一絲涼意、一聲蛙鳴與一縷花香時，我終於能「帶月荷鋤歸」。摸黑回到辦公室，一坐下來，便打了一個大呵欠。看看辦公桌的右手邊，是疊至半天高的健保局抽審病歷；左手邊則是一小疊慘遭健保局核刪的病歷，這些都是需要進行申覆的卷宗。別小看薄薄幾張紙，罰款金額可是半天高！卷宗夾著一張紅紙，上面寫著：「懇請『今日內』（標示著72級粗黑楷體字）回覆！」

說時遲，那時快，手機鈴聲大響，另一頭急切地報告：「張主任您好，急診有一位五十五歲中年女性，她出現〇〇〇，又合併△△△，剛剛快要╳╳╳了，現在還在▽▽▽。請您速至急診室！」

一般人下班的時間，正是醫生值班的開始。而這就是身為醫師典型的一日生活！

高工時的你我，如何活著離開職場……

由醫生來分享「如何活著離開公司」的主題，真是再適合不過了，因為醫生的工時實在很長。根據二〇一八年《勞動基準法》規定，上班族每日工時不得超過八小時，每週不超過四十小時，每月延長工時不得超過四十六小時。

那麼台灣醫師的工作時數呢？

現實是——工時無上限。直到二〇一七年，衛生福利部才劃時代地公告：「住院醫師每週工時不得超過……」你猜幾小時？

答案是，八十小時！因為醫師時常夜間值班，工作時數變成一般上班族的兩倍。

在實習醫師、住院醫師的階段，早上七點，我就已經到醫院開晨會，晚上七點還沒下班很正常。一個星期值三班，值班日從白天就開始上班，傍晚同事下班了，我還得繼續留下來照顧病房所有病人，甚至包括急診、會診。我曾有一段時間，值班時間必須照顧一千床病人外加急診……。半夜運氣好，就打個盹；運氣不好，就「公主徹夜未眠」吧！連續工作三十六小時以上，每週工時超過一百小時實屬平常。

請問，如果這是機師的生活，你敢搭他開的飛機嗎？同樣的道理，醫師手上操控多少人的生死，卻過著神智不清的生活。根據國外研究，**值班醫師連續二十四小時不睡覺，相當於血液酒精濃度〇．一％，看病比酒駕**（〇．〇三％）**還危險**，這卻是幫你看病的醫生常態。

最終，我決定離職。同事好心勸我，「我知道你很累，但公務人員畢竟有國家保障。你看顏醫師，明年就可以退休了，多棒！」

我告訴她：「不是我不喜歡做到退休、領退休金，是我怕活不到那時候啊！」

已屆退休的顏醫師正用手帕摀住咳嗽不止的嘴巴，抱怨昨天忘了安眠藥放哪裡，整晚都沒睡。護理師把他的手臂銬在血壓計上，量完血壓，邊把三顆降血壓藥放進他口中，邊說著：「乖，醫生說要按時吃藥喔！」

無獨有偶，差不多時間，一位醫師同事兼鄰居的學妹因為乳癌過世了。還不時聽聞，某神經科醫生值班時腦中風、某心臟病醫生看診看到一半心肌梗塞、某腸胃科醫師得到大腸癌……！

在職場中，連醫生都自身難保，更何況一般上班族呢？更糟的是，當醫生不健康，病人也難以健康。

我這樣擺脫焦慮、過勞、難眠，還瘦了十五公斤！

離開醫院滿兩年的某一天，我遇到久未謀面的林醫師，她十分驚訝地看著我問：「你怎麼瘦那麼多？」

我回答：「不是我瘦那麼多，而是兩年前怎麼會胖那麼多？」

「你瘦了幾公斤？」她問。

「十五公斤。」我說。

「你真是減肥魔人啊！」她叫道。

「這兩年我沒有刻意減重，卻瘦了十五公斤，我的身體質量指數（ＢＭＩ）從二十七（輕度肥胖），一路降到二十二（正常，ＢＭＩ正常範圍為十八・五至二十四）。」

身材日益福態的她，對於我的「Know-how」（訣竅）深感興趣，立刻目露兇光地問：「給我馬上招來！你是怎麼瘦的？」

我一時說不上來，只擠出一句肺腑之言：「就生活變正常了嘛。」

「怎麼可能，就這樣而已？」她失望地說，趕忙又去看診了。

你我身在「不正常」的工作環境中，生活「不正常」才是「正常」，生活變「正常」反而是「不正常」！

其實，我在大醫院工作期間，每當壓力大時，總想吃高熱量的鹹酥雞、巧克力蛋糕和珍珠奶茶，即使腰圍直線增加終不悔。此外，我也常覺得心情鬱悶、記憶力與專注力變差、缺乏活力、睡不好、無比倦怠、三天兩頭就感冒……。

當時的我，就像一支沒電的手機。到底該怎樣才能充飽電呢？

正念力，帶你看見真正的生活

念書時，我曾在台大修讀中文輔系，課堂提到古人會透過「宦隱」的方式來抒解職場壓力。盛唐山水田園派詩人暨畫家王維也說：「身在百官之中，心超十地之上。」「十地」指的是大乘菩薩所在之地，意思就是「身」在職場勞碌時，「心」保有超脫塵世的自在感。王維睿智地指出：人在職場中，固然「身」不由己，但「心」擁有自由的最終決定權。

而在一千三百年後，美國分子生物學家喬．卡巴金博士（Jon Kabat-Zinn, Ph.D.）創立「正念減壓療法」（Mindfulness-based stress reduction，MBSR）。所謂正念（Mindfulness），是能夠完全專注於當下、眼前，放鬆自己，接納現實的心理能力。這套療法在歐美已風行數十年，甚至傳至華人世界，引起我的關注，並讓我聯想到王維那超越職場壓力的「心」，不就是「正念」嗎？

抓緊了機會，我立刻參加由「正念助人學會」（MBHA）開辦、德國弗萊堡大學哲學博士李燕蕙所帶領的「正念療法與助人專業」六日核心工作坊，以及八週正念練習。

建立了扎實的正念基礎後，我繼續參加世界知名的「牛津正念中心」（Oxford Mindfulness Center，OMC）舉辦的正念認知療法（Mindfulness-Based Cognitive Therapy，MBCT）種子教師專訓。這是針對心理與醫療專業人員培訓其帶領MBCT的能力，由創辦人暨牛津大學臨床心理系榮譽教授馬克・威廉斯（Mark Williams），與李燕蕙博士共同帶領。

接受訓練後，我的「正念力」大大獲得提升，覺察、專注、接納的能力提高。醫生幫自己的大腦充飽電了，才能幫患者的大腦充電，協助他們一同提升「正念力」。日後，我更經常受邀至大型企業與公務機關，一次為數百名主管與員工「集體充電」，讓他們學會自我正念訓練。

那麼什麼是正念呢？是正確的觀念？還是正向思考？能改善腦疲勞嗎？有什麼了不起？相信你的心中一定有些疑問，我將在第三章進行詳述。

張醫師的一日正念體驗

STEP 1 放下手邊的一切事務

選擇一個黃道吉日，關掉手機一整天，把那些看不完的Line、簡訊與臉書社群軟體通知全關進「焚化爐」，讓自己徹底輕鬆。

STEP 2 學習專注與覺察

給自己十分鐘，專注在每一次呼吸、每一口食物或每一個動作上，充分體會身體的感受。

STEP 3 感受時間的緩慢流動

練習正念力時，我試著感受時間的流動，發現時間竟可以如此緩慢。

我回想，每天看似陀螺般地旋轉個不停，其實一直待在原地。就像隻無頭蒼蠅，每天往強化玻璃撞，一輩子闖不出那道窗戶，卻沒看到逃生門在旁邊。當我開始察覺自己的呼吸、飲食、動作，才看見真正的生活。

占據三分之一人生的「神醫」——睡眠

離開醫院後，我要求自己睡眠時間要規律、不熬夜，每晚睡足七至八小時。一夜好眠後，前一天的恐懼、憂慮與頭痛往往煙消雲散。但請注意，會有副作用喔！這副作用是——變瘦！不知不覺中，我瘦了好多。

減重的第一步不是限制熱量，而是：「早早睡，睡飽飽」。

睡飽，比吃飽更重要。睡眠占了我們生命長度的三分之一，多數人在睡眠時就是陷入「重度昏迷」狀態，卻沒有人在乎這長達三分之一的人生到底有什麼用。其實，睡眠就是住在我們體內的「神醫」。

睡眠不足、睡眠品質差或失眠（難以入睡、淺眠多夢或早醒）都會帶來明確的健康危害，導致壞心情與笨頭腦、危害工作效能，也與絕大多數疾病有關，甚至是致命的心臟病、腦中風與癌症……血淋淋的醫學證據多不勝數。

遺憾的是，許多上班族出現慢性溼疹、胃潰瘍、高血壓、糖尿病、甲狀腺功能低下、骨質疏鬆等疾病時，都只會責怪醫師：「為什麼你開的藥都沒效？」卻從未好好思考並改善自己的睡眠。許多人以為「夜生活」就應該更精彩，於是熬夜打電動、泡夜店，或是東摸西摸地捨不得睡，這種行為就形同趕走自己體內的「神醫」，讓自己陷入病痛而不自知。

在台灣，不少上班族因為失眠持健保卡求診時，醫生往往不假思索，十秒內開立安眠藥一打。患者和安眠藥當晚就「看對眼」，一吃即陷入「重度昏迷」。可惜好景不常，過了一個星期，上班族覺得安眠藥魔力盡失，要求多吃幾顆或換效果更強的安眠藥。醫生再次滿足了他。

再過一個月，上班族滿意了，想停藥卻停不了，便跟醫生抱怨：「為什麼我不吃安眠藥，反而更難睡？」最後，只能繼續刷健保卡，領取安眠藥，成為長期用戶。

為何失眠？或者，為何失眠的不是同事，而是你？「你」失眠的原因是什麼？

許多失眠者振振有詞：「都是**壓力**『害』的！」但誰沒壓力呢？更難解釋的是——大多數的失眠患者都否認有感受到明顯壓力呢！

有經驗的醫生會告訴你，這是**強迫性格**導致失眠——一上床就預設自己會睡不著，使勁地想讓自己睡著，不能睡又開始焦慮、鑽牛角尖，最後，整晚比白天清醒。

但你知道「江山易改，本性難移」，透由改變性格來解決失眠問題，也不容易。有沒有更簡單的做法呢？在第四章中，我將根據睡眠科學研究，提供簡便易行的專業建議，幫助你成為睡覺高手，從此擺脫腦疲勞的宿命。

你的大腦吃飽了嗎？大腦營養學的強大威力

你是否曾想過失眠的原因也許與營養失調有關？就像鋰電池沒有鋰質，怎麼會產生電？而大腦高唱空城計，自然無法正常運作！

大腦一旦缺乏葉酸、色胺酸、Omega-3不飽和脂肪酸、膳食纖維等關鍵營養素，以及遭受任何形式的糖、精製澱粉、油炸食品、精緻的低纖食品等**不當飲食摧殘，即可能引發失眠、焦慮、憂鬱、分心、健忘等常見的大腦症狀**。

許多上班族全家都是外食族，平日工時長，不得不外食，但許多人連假日也外食，該吃的沒吃到，不該吃的吃太多，這就是「營養失調」。每天貢獻大筆金錢給美食產業，固然功德無量，但自己身上每個細胞都還在叫餓，成為「現代型饑荒」，必然付出慘痛的健康代價。

明白營養的重要性後，我進一步接受美國功能醫學研究院（The Institute for Functional Medicine，IFM）的整合醫學訓練，鑽研國際營養醫學論文，終於體悟到自己之前為何對含糖飲料、巧克力蛋糕、拿鐵及油炸食物如此依賴？正是為了處理職場壓力，而選擇「情緒宣洩飲食」。原來，和大多數人一樣，我也缺乏「好食力」，所以大腦鬧饑荒。遺憾的是，醫界長期忽視「大腦營養學」。

在美食商業文化的催眠下，上班族三餐吃精製澱粉、餅乾甜點，以及含糖飲料。不吃甜，就大腦當機、沒辦法工作。但大量的醫學文獻指出，**大腦症狀如分心、健忘、憂鬱，以及絕大多數慢性疾病的元凶之一，就是高糖**。我們用高糖來提振心情或醒腦，不折不扣是「飲鴆止渴」！

為了抗壓、不再讓健康負債，以及情緒失衡，我開始身體力行「斷糖」：

- 改喝不加牛奶、奶精和糖的黑咖啡。
- 以地中海飲食取代精製澱粉食物。
- 以充足飲水量取代含糖飲料。
- 以堅果取代甜食。

實施「斷糖」的結果，我從「嗜糖」變成「厭糖」（不誇張，有時只是看到糖，就想吐），還整整瘦了十五公斤，不只如此，身體更放鬆、情緒平靜，體力變得更好，頭腦也變得更清楚。一切都在自然的狀態下發生，沒有半點勉強。

在第五章中，我將為你介紹「大腦營養學」的基礎概念，以及擺脫腦疲勞的飲食攻略。當你懂得利用「好食力」幫助大腦充電，大腦便會為你奉上「感恩回饋禮」——一份好心情與一副金頭腦，提升競爭力。

第一章

多工時代的頂尖人才必備！
大腦自癒術——
提高效率、專注及體力

01 無法逃脫的職場真相！疲勞、多工與AI

有十個字可以精準描述現代職場的慘況，你覺得是哪十個字呢？

「不辭做到死，不死做到辭。」

初入職場時，還是個有理想、有抱負，智商一八〇的年輕人，過不了半年，開始變得腦殘、腦補、腦疲勞，接著就是工作意外、憂鬱症、想死、慢性病纏身，甚至悲劇性的過勞死。這是個哀號震天價響的阿鼻地獄⋯⋯。

你，想要這樣的人生嗎？

二〇一四年，台灣科技業發生一件大事——大企業家、國碩及碩禾前董事長陳繼仁，在該年五月發現生病後，休假療養，旋即在半年內辭世，享年僅五十四歲。國碩是太陽能科技業的龍頭老大，陳董事長的奮鬥過程激勵了無數人。然而，他在給同仁的最後一封信中寫道：

我終於認真的理解了，十七年來我已經過度超用了我的身體，未來我也必須要慢慢償還過去不當對待身體的債務……希望大家能注重身體保養，多一份保養，多一份健康！

根據報導，他每天工作十八個小時，且個性非常急，只要交辦的事情沒做好，就會在會議中直接罵人。長期處於心理高度壓力下，不只身體疲勞，也產生腦疲勞，生命意外提前結束。以台灣男性平均壽命七十八歲來看，足足減少了二十四年的壽命。不過，陳董的肺腑之言，在競爭白熱化的科技業裡，並未得到太多共鳴。

媒體披露，大型科技企業的財務長年薪約三千萬至五千萬元，行銷長年薪約一千五百萬至三千萬元。在科技業最景氣時，工程師雖然底薪不高，但年終分紅及獎金均較一般上班族來得豐厚。若當上執行長、副總、總經理，甚至董事長，薪資更是天文數字——「年薪」如此多嬌，引無數英雄競折腰——是多麼光彩亮麗的行業。

然而，當科技榮景衰退，科技新貴只剩下一個真相——前半輩子，「拿命換錢」；後半輩子，「拿錢換命」。清朝劇作家孔尚任《桃花扇》中，已寫下這段預言：「眼看他起朱樓，眼看他宴賓客，眼看他樓塌了。」

你，想要這樣的人生嗎？

好吧！退而求其次，求個「吃不飽，餓不死」的鐵飯碗——當公務員吧！卻頻頻出現這樣令人心驚的新聞：「近年公務員撫卹案件前三大死因中，自殺高居第三名，第一與第二名分別為：惡性腫瘤、心臟疾病。」

自殺在最新的國人死因排行中，已經掉出前十名，但在公務員族群中竟然是第三名。公務員感受到的工作壓力已與往昔相當不同，包山包海的公務、超時工作與加班、自我意識提高的民眾，以及民意代表的請託施壓、大刀砍除的經費預算……讓公務員不再是美差了。

即使逃過惡性腫瘤、心臟疾病、自殺的魔掌，心裡想著：「等撐到退休那天，我就要開始過健康生活。」

結果，本來打算十年後退休，政府卻說：「財政有點困難，要延後五年。」再等五年，準備要退休了，政府又說：「財政更加困難了，請共體時艱，再延三年。」好不容易撐到退休的那一天，政府表示：「財政非常困難，只有砍了你的退休金，國家才會更美好！」

「說好的」月退俸並未出現，這就是退休後的現實。可是，這還不是最悲慘的！年金改革前，許多銀髮族順利退休了，確實開始過著「自己的生活」，但地點卻是在醫院的病床上。

奧地利——認真工作更要認真休息

國家規模與台灣類似的歐洲小國奧地利，他們的職場環境如何呢？

奧地利的法律明文規定，若職業需要一週工作五天，一年可有二十五天的有薪假；若一週需工作六天，一年有三十天有薪假；工作年資滿二十六年，每年再增加一週有薪假。以上還不包括原本就有的一年十三天國定假日。

奧地利許多公司有「時間賠償」制度。原則上，他們每週工作五日，一週三十八・五小時。若每日工作時數增加，到第四天，上班時數已經達到三十八・五小時，那麼第五天就不用上班，直接放假，等於週休三日。

奧地利人認為，休息是非常重要的事。雇主們也了解員工身心獲得充分休息、家庭生活快樂，工作效率與職場生產力自然提高。

奧地利人如此「懶散」，賺得到足夠的錢嗎？

《小國也可以偉大》作者楊佳恬在書中說道：「在奧地利請鎖匠開鎖，幾秒鐘時間，收費就高達新台幣八千至一萬多元；水電工到家修繕，是從上車就開始跳錶收費，還沒到你家，就已經四捨五入算一小時工時，從你家回到他家的時間也算工時，通通列入帳單金額中。

奧地利的醫生基本上不在晚上看門診，更別提週六與週日。家庭醫師一週只看六個診，每個診三小時，民眾想看病，就得請假。為什麼這麼麻煩呢？因為要維持好的醫療品質，就得讓醫師充分休息及進修。」

以上案例充分反映出奧地利人對職業與專業的尊重——當你尊重對方的專業與付出，對方也會尊重你的專業與付出。相較之下，台灣在開鎖、找水電、看病的「好方便」，完全是架構在血汗勞工的付出上。

換句話說：當「你」想要「好方便」，「我」就「不方便」；當「我」想要「好方便」，「你」就「不方便」了！

⚡與AI人工智慧爭天下的職場

其實，職場中身心過勞還不是最悲慘的事，更慘的是為了工作犧牲健康之餘，老闆最愛的卻不是你！

根據媒體報導，某大企業期待未來公司改雇用機器人的比例能達到九成，因為一個機器人可以負責原本十個人的工作量，業務、稽核、銷帳……全部都能輕鬆勝任，屆時發薪、會計、報表等行政流程也會從原先的十天縮短至一天，而且機器人不挑工作、不抱怨、不鬧情緒、絕對服從、全年無休，讓老闆龍心大悅、愛不釋手！

請問腦疲勞的你，自認為贏得了未來的同事——機器人嗎？

也許，你以為如果是大學教授或研發人員等專業人士，就不用擔心被機器人取代了嗎？試問：你每週可以讀完幾篇原文論文？最近，美國出現一位「超級學者AI」，你知道他每週可唸幾篇論文？

答案是：十兆篇！

我在撰寫《大腦營養學全書》時，參考一千五百篇醫學論文，實際引用三百多篇論文，就已覺得是世界十大寫書工程奇蹟了，但在超級學者AI面前，你我拿什麼和它拚呢？

專業人士都如此了，更別說沒有專業技能的上班族鐵定會更快被AI取代。根據資誠（PwC）二〇一八年發布的「英國經濟展望報告」（UK Economic Outlook Report）：英國到了二〇三七年，機器人、無人機、無人車將大行其道，取代英國七百萬份工作，其中受衝擊最大的行業依序是：製造業（減少二五％）、運輸倉儲業（減少二二％）、公共行政部門（減少一八％）、國防（減少一八%）。

你身在這些行業嗎？

英國已故物理學家史蒂芬．霍金（Stephen William Hawking）預言：「ＡＩ可能是人類史上最好或最壞的事……ＡＩ一旦脫離束縛，人類將不可能與之競爭！」

職場的ＡＩ未來，「沒有最糟糕，只有更糟糕」。顯然，上班族無法再用勞力、蠻力與血汗賺取「皮肉錢」，必須開始用「大腦」工作，讓自己更有競爭力。無窮的創造力、更頂尖的專業技能，以及團隊合作精神，這才是ＡＩ無法取代的。

在不婚不育、少子化的大趨勢下，「退休金改革」的風險只會愈來愈高。各國退休年齡逐年延後，「人生七十才開始」變成「工作七十才開始」，請問你：要提早摧殘自己的健康嗎？**如果還沒發揮最新專業與創造力，就已經嚴重「腦疲勞」，這就像參加奧運田徑，裁判還沒鳴槍，你就已經癱倒在起跑線上了！**

對所有的上班族來說，唯一的路就是讓**大腦「升級」**。你的日常生活不能再只靠滑滑手機這樣的「小確幸」，而要向手機學習——每年都在升級。

當你低頭時，請自問：「現在我還可以做些什麼？」你可以：暫時放下手機，開啟眼睛、耳朵與皮膚，感受自己、別人與世界；自由聯想，做做白日夢也好，捕捉無意間浮出的靈感。關掉手機，給大腦完全休息的時間，**有太多人身體疲累時，會懂得去按摩、泡泡溫泉，但對腦疲勞卻置之不理。**

最後回頭想想，你有善待陪伴自己終生的工作夥伴——大腦——嗎？

面對AI時代，上班族應避免的五種行為！

- 反正沒有明天，每天都只專注在「小確幸」。
- 「捐肝」或「賣命」給老闆，為求表現，把自己操到極限。
- 用時間與勞力換取金錢，專業沒有提升、失去創造力。
- 不關心健康，想說死拖活拖撐到退休，再全心照顧身體。
- 漠視腦疲勞的事實。不理會初期大腦症狀，如失眠、焦慮、憂鬱、分心、健忘，拖到末期出現慢性憂鬱症、失智症、心臟病、腦中風或癌症時，健康已是兵敗如山倒，只能躺在病床上，怨嘆「大勢已去」！

02 減壓技能比工作技能更重要的時代！

競爭社會中，許多公司為了避免企業在激烈競爭中被淘汰，會持續安排員工接受最新技能訓練；醫院要求醫護人員自行利用例假日修滿龐大繼續教育學分；各級學校老師不只要教學、行政、研究，還要持續研習校園霸凌、反毒、性別平等、特殊生輔導、自殺防治……。

沒錯，現今職場技能要求愈來愈高，但這也表示：你的職場減壓能力也得愈來愈強，不然該怎麼辦呢？

公司要求你承擔更多壓力，那你有「減壓避難包」嗎？裝備夠強大嗎？每年有持續升級嗎？

還有更實際的問題：你有「投資」你的減壓避難包嗎？

有不少上班族會說：「新聞不是說，政府、健保、公司都會想辦法幫我們解決？」

果真如此？

跟不上世界的職場減壓

台灣的高壓職場環境，應即刻進行大規模「人道救援」。但是，誰來救？

「政府嗎？」你小聲地問。真相恐怕要讓你失望了！

這幾年，世界衛生組織（WHO）大聲疾呼：各國政府不論財務狀況如何，皆應該增加心理健康預算。因為截至二○一三年，全世界不分你我，已有六億一千五百萬人得到精神疾病，包括憂鬱症、焦慮症、失智症等，每年損失一百二十億個工作日、五千萬個工作時數，全球經濟更損失九千二百五十億美元，每年治療費用達一兆美元。

可喜的是，若投資心理健康照護治療，每一美元可帶來四美元的生產力回報！反之，若政府想省下心理健康預算，將付出更大的社會、經濟與醫療代價。

而在台灣，心理健康與精神醫療的預算則是——沒有最少，只有更少。台灣精神醫療占總體健保給付比例僅三％。反觀類似公醫制（政府從稅收編列醫療費用，讓民眾免費看病，僅需負擔藥費）的英國，此數字為一三％，還被英國民眾批評比例太低。此外，二○一七年，衛福部全國心理健康預算，每人平均只分到二十二元，遠低於二○一一年世界衛生組織所調查的世界平均每人六十元的金額。

顯然，台灣對於心理健康的投入，根本屬於「未開發國家」等級。**不只職場心理健康危矣，連職場生理健康也岌岌可危**。

前衛生署長暨健保制度規畫者楊志良教授，在〈健保悲歌〉（二○一八年）一文中，提到：

「台灣在高端醫療水準是亞洲第一、世界第三，但民眾實際得到的醫療品質，卻是世界第四十五。特別糟的是腎臟病照護品質，反映出國內洗腎醫療高超，但根本缺乏經費預防腎臟病。這是典型的『不能治未病，只能治已病』。」

他還說到：「最嚴重的是，台灣只有『全民醫保』而沒有『全民健保』，因為未將健康促進、預防保健納入，政府與民眾都不願意再花錢投資預防醫學。有醫療就好了，何必再有保健呢？」他甚至斷言：「昔日『便宜又大碗』的健保，『絕對無法永續』。」

上班族往往以為：將健康交給健保就對了。事實上，健保可能害了你，因為身體健康不是靠健保就可以得到。沒辦法靠健保的我們，該怎麼辦呢？

幸福職場、工作減壓只能靠公司？

在一一一人力銀行「上班族工作幸福感調查」中，有一家小公司意外地擠進幸福企業第十名，原因是：老闆不僅主動縮減工時，還大方提供「專屬午休臥鋪」，讓員工躺下來睡午覺一小時。它是台中的山野電機。

二十年前，陳水景董事長發現員工吃完中餐，便在搶紙板，只為了鋪在地板上方便睡覺休息。他一向把員工當家人看，除了於心不忍外，也想到若員工能睡飽覺，工作也會更有精神，何樂而不為？因此他設立員工午休床，從一開始的十八張，到現在是一百五十張。

同時開設了員工餐廳，聘請三十五年經驗、具證照的廚師與助手，採買安全食材，為員工製作健康料理，不受食安風暴影響。用餐環境非常乾淨，員工吃完不用洗碗，全交給自動洗碗機並高溫殺菌。

每天早上，總有員工「滑壘成功」——八點準時打卡，但這是「危險卡」，可能會有員工因趕時間而發生交通意外。他除了加以勸導，並在公司對面設立六百坪停車場，讓員工不用為了停車傷腦筋。

公司副總經理洪玉水，是曾獲師鐸獎的校長，退休後受陳董事長延攬，借重其長年輔導學生的專長，關心員工在工作及生活上的細節。陳董事長說：「只要投入設備能減輕員工負擔的事情，我都願意去做。」

難怪，員工平均年齡三十幾歲，工作活力十足，業績蒸蒸日上，又能成家立業，感恩公司照顧而忠誠度高，讓山野電機成為幸福又具競爭力的企業典範。

然而，有多少人能在這種幸福企業工作呢？

絕大多數人仍身處「不辭做到死，不死做到辭」的職場環境，老闆並無陳董事長的理念；或者老闆其實過得比員工還慘，如泥菩薩過江，自己的身心健康都出問題了，怎麼還能想到照顧員工！

靠不了公司的我們該怎麼辦？

現實是——只有你，能夠當自己最好的老闆，照顧好上班的自己。學習山野電機，你可以開始這樣過一天：

- 早點起床，吃完早餐再輕鬆出門。

● 為了做到上述這一點，你應該——晚上早點睡。

● 不打「危險卡」，讓自己優雅從容地走進、走出公司。

● 午餐絕不亂吃，豐盛而健康的飲食才能讓你下午精神滿滿。

● 允許自己午休片刻，或放下手機，閉目養神。

● 在自己能掌控的範圍內（例如，工作繁重或上司「無理取鬧」時，給自己五分鐘，暫時離開座位、走出戶外、深呼吸），讓工作內容更正向、更舒適。

想要創造自己「幸福的大腦工作環境」，除了以上簡易建議外，接下來書中的內容，將有助你具備正念力、好眠力、好食力，「高效三力自癒法」給自己百倍效果的職場減壓、飲食健康照護。

在血汗職場中，**工作技能固然重要，但減壓技能同樣重要**。工作壓力愈大的地方，減壓技能也需要愈強。職場減壓，絕不是靠政府、靠健保、靠老闆，你只有一個選擇：靠自己。「自己的健康，自己救！」

03 為什麼我要推廣「高效三力自癒法」？

正念、睡眠和飲食——都是與我們生活息息相關的要素，而且對身心健康影響極大，但多數人卻毫不在乎，曾經我也是其中一員。

因此，我從自己身為上班族的「切身之痛」中得到體悟，向許多企業及公務單位積極推廣「高效三力自癒法」。

曾經也是「醫師上班族」的我深深明白，在職場上我們有太多理由阻止自己去做會讓自己「更」健康的行動，往往等到必須付出疾病的代價時，才會想到要「更更」健康地過活。但付出十倍努力，卻收穫不到一分，已經錯過「搶救健康」的最佳進場時機。

這項事實真的很令人沮喪。

上班族無法逃離疾病魔手的憾事每天都在發生，從我開始致力於預防醫學領域，便每天親眼目睹工作者是如何為自己打造「未來的病床」。

⚡健檢報告、高估健康的紅色警訊！

慶玲是一位六十歲剛退休的女校長（註：書中案例皆改編自筆者多年來的臨床經驗，姓名皆為化名，如有任何雷同，純屬巧合）。初診時，一直不耐煩地抱怨：「為什麼我失眠，看了二十年醫生，也吃了安眠藥，還是睡不好？」

我看到她滿頭白髮，臉上布滿皺紋、臉皮鬆弛下垂，手臂皮膚乾燥粗糙，並長了許多老人斑，再轉頭看看病歷上的基本資料——曾經罹患慢性溼疹、胃潰瘍、高血壓、糖尿病、甲狀腺功能低下、骨質疏鬆……當下，便了然於心，全身都提前**老化**了！實在很想為她嘆息。

失眠，可能是大腦老化的一**項警訊**，想要「馬上好」，談何容易！

她的失眠與其說是原因，不如說是身體狀況的總結果，是健康考卷的總分數。多年積累的失眠與慢性疾病，就像飆高的房價，此時想進場維護健康談何容易？

我不禁想起朋友曾說過的話：「早知道，二十年前台北市的房價這麼便宜，我就多買幾間。搞到現在，連在台北市租房子都租不起。我真……太白痴了！」

能夠「早知道」的話，慢性溼疹、胃潰瘍、高血壓、糖尿病、甲狀腺功能低下、骨質疏鬆……就不會出現了。

那麼，什麼時候是「搶救健康」的最佳進場時機呢？

正是你在職場上賣命、看不到退休的當下。錯過這個時機，失眠、胃潰瘍、高血壓、糖尿病、甲狀腺功能低下、骨質疏鬆等疾病便會一個接一個地出現。

二十年前，當醫生提醒四十歲的慶玲，應該開始注意健康了，她還抱怨：「工作忙死了，哪有美國時間過健康生活？等二十年後退休再講啦！」

現在，慶玲如願退休了，但失眠如厲鬼般地糾纏，難以擺脫，連醫生都束手無策。若失眠肇因於大腦老化，就不容易逆轉了。**如果你還在上班，「現在」就是健康的黃金救援時間！**但有不少上班族總認為自己的健康狀況「還好」。

我進一步問，才發現他們連年度健檢都沒做，怎知自己真正的健康狀態？接著，若是健檢報告上沒出現紅字，上班族就會說：「我健康沒問題！」這可能是健檢項目太粗略、標準太寬鬆，事實上，你反而錯失了解自己健康罩門、改善職場壓力的良機。

有些上班族做了年度健檢，報告滿江紅，我看了都覺得他快不久於人世。沒想到他還是堅持自己很健康，覺得健檢報告大驚小怪，跟醫生辯起來：「血糖一百三十毫克／分升（mg/dL），只比糖尿病標準多四毫克／分升（mg/dL）而已，膽固醇稍微高個五十毫克／分升（mg/dL），脂肪肝也只是輕度，都還好嘛！」

過沒幾年，這位仁兄可能會「相當意外地」發現：自己竟然得到心肌梗塞？

其實這一點都不「意外」！健檢報告紅字者，多半已經達到「疾病」狀態，世界衛生組織統計約占人口一五％。

而有些上班族抱怨：「為什麼我年年做健檢，都沒有紅字，結果還會生病？」

健檢報告黑字，且不在服藥狀態下，表示沒有「疾病」，**但也只有五％算是「健康」**，八〇％**仍屬於「亞健康」**，身體已經有輕微的不舒服，也許是失眠、皮膚癢、便祕或肩頸痠痛。這時身體系統的運作，如免疫、荷爾蒙、自律神經等，其實已出現失調！若覺得「還好」，不做任何改變，等健檢報告出現紅字，進入「疾病」狀態，就傷腦筋了。因此，我們需要及早覺察職場壓力，從改善腦疲勞開始。

資訊工程師少軒個性急躁，喜歡熬夜打電動，平常不吃正餐，愛吃團購的甜食，才三十五歲，就患有過敏性鼻炎、慢性溼疹、慢性便祕、肥胖、痛風，家族裡還有高血壓、心臟病病史。若他不早點睡、每天睡足七至八小時、戒掉甜食，我大膽預測他：

- 一年內會出現高血脂症；
- 兩年後出現動脈硬化；
- 三年後出現高血壓；
- 五年後出現心臟病。

另一個血淋淋的實例是醫院護理長宜君，個性愛鑽牛角尖，工作忙時不吃，不忙時就吃巧克力蛋糕、喝珍珠奶茶果腹，長期失眠、偏頭痛、痛經，有子宮肌瘤、乳房硬塊。十幾年來，都是靠止痛藥、安眠藥度日。五十歲的她若仍不懂得放鬆自己、搞定睡眠、三餐嚴格健康飲食，接下來的命運可能是：

- 一年內會面臨嚴重更年期症狀，包括熱潮紅、夜間盜汗、心悸，且失眠加劇；

●兩年後出現憂鬱症；
●三年後出現多顆胃腸息肉；
●五年後出現乳癌或大腸癌。

上班族總是高估自己的健康，多半「不見棺材不掉淚」，只有少數智者，懂得及早面對身體的真相。選擇成為智者的你，可以做到：

●每年進行基礎健康檢查；
●選擇有必要的進階檢查；
●接受功能醫學檢驗（在第五章中將詳述）；
●覺察任何大腦與身體症狀；
●與專業醫師討論症狀的根本原因。

每天運動，為什麼還是一堆人不健康？

曾有一位上班族患者，看到健檢報告上的紅字，便質問我：「我明明都有在運動，為何還會出現紅字?!」另一位上班族則是愧疚地對我說：「報告上那麼多紅字，都是因為我不運動的關係！」

運動確實有益健康，但忙碌、疲累或懶惰都會阻止你去運動，結果繼續亂發脾氣、熬夜追劇、三餐亂吃。很好，沒時間運動，變成不健康生活的好藉口！

媒體過度強調運動是健康萬靈丹，導致許多上班族都以為只要有運動，就可以愛吃什麼就吃什麼，飲食完全失控、持續熬夜、亂發脾氣，最後生病時，還自怪「都是因為運動量不夠」，真的太可憐了。

若是久坐不動，當然不行，運動雖可加分，但絕非萬靈丹。**如果運動是健康的大樓，飲食就是大樓地基**，要蓋一棟一〇一大樓，沒有深厚的地基，是蓋不起來的。

就像我曾看過某位罹患糖尿病的上班族，雖然按時服藥控制血糖、固定運動，但半年後的健檢，血糖仍然不及格，便責怪醫生：「我明明吃了你開的降血壓藥、降血脂藥、降血糖藥，而且每天都去健身房運動，為什麼還是紅字?!」他的家人私下告訴醫生，每次運動完回家，他就躺在沙發上熬夜玩手機遊戲，還一邊狂嗑大包洋芋片、鹹酥雞、炸雞排，喝大罐可樂，如此一來，健康怎麼可能及格呢！

運動的確有助改善職場健康，但並非「票房保證」。上班族除了運動之外，一定要搭配以下「三力自癒法」，才能讓你的健康引擎火力全開！

⚡ 正念力╳好眠力╳好食力——健康加乘、身心自癒

前言中曾提到林醫師見證我變瘦，我說只因為「生活變正常」，但這個過程談何容易啊！

事實上，我的生活已經在多個層面上，進行過翻天覆地的革命，絕非一時衝動、一心二意或三

分鐘熱度，而是一種深度學習，讓「生活變正常」成為永續行動，徹底發揮——正念力╳好眠力╳好食力的能量。你也會發現，世界知名企業員工正在這樣做！

全世界菁英們都在練習的正念力

蘋果（Apple）、谷歌（Google）、臉書（Facebook）等**全球大型企業，將正念訓練納入內部課程，提供員工進修後，不僅發現能穩定情緒、有助記憶與學習，工作效率更因此提高。**而哈佛大學、史丹佛大學與西點軍校，也在為學生提供正念課程後，發現學習成績變好。

蘋果電腦創始人，同時也是智慧型手機之父的賈伯斯，約二十歲時曾赴印度學習冥想七個月，並盛讚：「印度的冥想時光塑造了我的世界觀，最終影響了蘋果產品的設計。」

當我受邀至多家企業為員工進行正念力訓練，進行結訓回饋時，他們常感慨地說：「這麼快速就能抒解職場壓力，為什麼拖到今天我才知道呢？」由此可見，正念並不如想像中神祕，我將在第三章中進一步介紹每個人在家就能進行的正念訓練。

好眠力——發揮職場創意、決斷、記憶與學習力

谷歌、耐吉（NIKE）、《赫芬頓郵報》（*The Huffington Post*）等企業紛紛為員工設立小睡室與午睡艙，讓他們恢復精力。《赫芬頓郵報》的創辦人雅莉安娜·赫芬頓（Arianna Huffington）並稱為

「睡眠革命」（The Sleep Revolution）。

赫芬頓一度因長期打拚而睡眠不足，在辦公室暈倒、撞裂顴骨，付出很大代價才了解：「老闆認為員工睡眠是浪費時間、偷懶、沒有競爭力的這種傳統思維，是錯誤的。」她翻查醫學文獻，證實**優異的睡眠長度與品質有助於發揮職場創意、決斷力、記憶力與學習力**，打破職場超時工作及低效率的惡性循環。

她鼓勵所有上班族：「想成功？多睡點！愈睡愈成功！」

許多企業主管在公司裡呼風喚雨，到了夜裡卻痛不欲生，只因為失眠。醫生看了，安眠藥也吃了，為什麼改善有限？在我指導下，正確提升他們的好眠力後，睡眠品質獲得進化，恢復他們對自己健康及工作表現的信心。而我也將在第四章中進一步說明。

好食力，讓全美最大超市醫療費用降低四成

美國最大連鎖超市之一喜互惠（Safeway），擁有二十萬名員工，二〇〇五年度的醫療支出是十億美元，每年成長一億，日益攀高的醫療支出迫使管理者不得不思考：如何降低攀升的醫療保險費用？

管理階層發現糖尿病藥物的金額最高，而七成的健康照護費用都肇因於員工自身不良的健康習慣——躺著不動、大吃披薩、肥胖、想運動卻又工作忙碌等。

於是，公司開始提供實質獎勵給努力促進健康的員工，員工餐廳只提供健康食物並計算食物

卡路里，帶動健身文化，幫助員工成功減重及戒除不良的生活習慣，包括：二一％的肥胖者減輕體重、在三年內成功減輕五十五公斤者、三〇％的抽菸者成功戒菸，生活品質獲得提升，員工變得更快樂、有希望、更健康、更有生產力，企業整體也變得更具競爭力！

最引人側目的是公司支出的醫療保險費用降低四成以上，連當時的美國總統歐巴馬（Barack Obama）都表示：「所有企業應學習喜互惠公司。」

許多長期自律神經失調、吃藥加上定期運動，都還無法恢復健康的上班族，因讀過我的著作來找我。我立刻為其量身打造飲食調整計畫，不僅健康改善、提升「好食力」，更大大增加了職場競爭力。

歐美風行談論「正念、睡眠、飲食」主題，立意雖好，但全都分開執行。我因各種職場健康問題來求診的民眾中，觀察發現：有些人正念力不錯，但好眠力不足；有些人好眠力不錯，但好食力不足；有些人則是好食力不錯，但正念力不足……這是他們之所以生病的原因。因此，這身心健康三元素缺一不可。

透過我本身及患者實證下，破天荒地提出「正念力╳好眠力╳好食力」，將三力整合，期待在你身上引爆「健康加乘、工作表現加乘」的強大自癒效果！

「三力自癒」翻轉人生的真實案例

麗花是位資深會計師，二十年前創立會計事務所後，憑藉著優秀能力，打響國際知名度。但事務所業績攀升愈快，麗花的健康愈是每下愈況，常因各種疾病問題跑醫院，像是睡不好、白天疲累感、記憶力變差、胸悶、心悸、胃痛、肚子脹氣、便祕、皮膚搔癢……不只如此，她從小就有過敏性鼻炎，合併鼻中隔彎曲，還有異位性皮膚炎，是標準的過敏體質。

身為商場女強人的她，步調急、說話快、完美主義、常熬夜工作，我第一次見到她時，研判她七十歲，看了病歷才知道竟然只有五十五歲，差了十五歲之多。近年來，我發現單憑外表推估患者年齡，常會錯估。這是現代「職場集體老化」的問題。工作占據了你我人生大部分的時間，**失控的工作壓力往往引發腦疲勞及多種生理疾病，導致人體提早老化，大幅縮短壽命**。

問診後，我發現她超愛吃麵包、披薩、巧克力蛋糕、奶茶，不愛吃青菜和肉類，而且腸胃不好，不是腹脹、便祕，就是腹痛、拉肚子，特別是壓力大、考試或報告前，會一直跑廁所。進一步詢問病史，才知道她二十八歲時健檢，已發現有高血壓、高膽固醇血症、高血糖、腹部肥胖、脂肪肝等健康問題。

三十三歲時健檢發現有甲狀腺結節，做部分切除。三十六歲剛創業時，因為工作壓力大，月經整年沒來，還發現兩側乳房有數顆纖維囊腫（母親有乳癌病史）。此外，她長期經痛，子宮有五顆肌瘤（最大七公分），也有子宮內膜異位症問題，卵巢有五公分畸胎瘤，因此切除子宮及右側卵巢。四十歲以後，經常腹痛，檢查出膽囊息肉、多顆膽結石，做了膽囊切除術，腸胃方面也有不少問題……。

每次壓力大時，臉上就會冒出一大堆痘痘，全身皮膚發癢，整天抓不停，即使睡著了也還在抓。四十五歲就停經，並出現嚴重的更年期症狀，如臉潮熱、夜間盜汗、失眠、大片掉髮等。之後，又陸續出現動脈硬化、腎結石、椎間盤狹窄、骨刺、脊柱側彎、老花眼、視網膜退化性病變、牙周病等。

近三年來則經常感冒，腳趾的灰指甲一直沒好，手指尖與指甲周圍還有病毒疣，治療反應也差。手指關節出現腫痛，檢查之後才知道竟然是得到類風溼性關節炎……。這一連串的病歷，真是「罄竹難書」啊！

多年來，麗花遍訪名醫，十幾種專科的醫生們均盡職地開立各種藥物、安排各類手術，她也很配合，但治療成效就是有限。最令她感到挫折的是——永遠會「意外」發現出現新病症！而且是小病剛好，另一種大病又冒出來了。她的身體就像打地鼠遊戲機——「疾病」地鼠一直從不同的洞冒出來，永遠打不完。

我同理她的遭遇，告訴她：「妳的事業如此成功，可能工作壓力讓身體受不了。」沒想到她竟然回應：「不能什麼都怪工作壓力！」

我忍不住稱讚她：「妳真是一位模範病人。確實，一般人都會怪罪壓力，卻沒有體認到：身體會生病，都有充分的邏輯。工作壓力只是因素之一，妳會一直生病，我認為有三大兇手，妳知道是什麼嗎？」

她猜：「因為我性子急？熬夜工作？還是因為我都亂吃？」

我說：「相當接近了。這三大兇手是：正念力不足、好眠力不足、好食力不足。」我先分析這三大兇手，並指導她如何運用「高效三力自癒法」來改善健康。

接下來，則運用「食神級好食力」（詳見第五章第二九六頁內容）中提到的整合醫學模式，透過功能醫學檢測，幫助她了解造成健康問題的七大關鍵病因：

- 錯誤飲食與營養失衡。
- 荷爾蒙系統失調（包括腎上腺、甲狀腺、男女性腺、胰島等）。
- 免疫系統過度發炎。
- 腸胃系統與腸內菌失調。
- 毒物累積與肝臟解毒異常。
- 能量代謝與氧化壓力異常。
- 心理壓力與睡眠品質欠佳。

針對關鍵病因，我為她開立個人化的營養醫學配方，改善生病體質。一個月後，麗花的健康狀態出現人生首次逆轉——不再總是感覺疲累、記憶力變好、容易入睡、血壓下降、鼻子通暢、擺脫「皮在癢」的宿命。

半年後，由於她病情大幅改善，醫生也為她減掉大多數藥物。她非常開心地說：「我終於了解，並不是年紀增加、工作壓力大，就一定會生病。把握正念、睡眠、飲食，我再也不是那種容易生病的體質，有信心找回更年輕的身體，有活力在職場繼續打拚！」

第二章

大腦操過頭、身心俱疲症候群，上班族文明病——

腦疲勞！

05 你已是「身心俱疲症候群」一員？

腦疲勞又稱為「職場疲勞症候群」（Occupational burnout syndrome，亦稱身心俱疲症候群），是指無法因應職場慢性壓力，導致身心過勞、缺乏活力、工作表現不佳，常見症狀可見下頁表2-1。

也就是說，容易累、情緒不穩、暴飲暴食、菸酒或網路成癮、身體疾病……這些職場常見症狀，並不代表是「正常」現象，更不是上班族的「宿命」，你可能已經腦疲勞上身！

腦疲勞非長者專利，年輕人比例更高

一提到疲勞，你是否認為：五、六十歲的上班族比二、三十歲的更容易腦疲勞呢？

答案為否。

二〇一八年五月，馬來西亞政黨輪替，馬哈迪（Mahathir Mohamad）擊敗現任首相納吉（Najib Razak），成為新任首相，受到全球矚目，但這則新聞最吸引我注目的是——馬哈迪竟然已經

表 2-1 職場疲勞症候群

症狀形態	症狀描述
倦怠感	·常常覺得疲勞或倦怠感；覺得心力交瘁或體力透支。 ·覺得自己快撐不下去了；想到工作就沒力，每一分鐘都很難熬。 ·下班回到家或躺床睡覺時，仍舊想著工作上的事情。 ·一想到接觸客戶就覺得累；很討厭接觸客戶，想趕快把客戶打發走。
負面情緒	·情緒容易起伏、焦躁、易怒或發飆。 ·常感到心情低落、哭泣、不想聽到聲音或碰到人。 ·容易和上司、同事、客戶或家人起爭執。
精神狀態差	·健忘、分心、粗心、反應變差。 ·作息混亂、白天打瞌睡、夜裡淺眠多夢。 ·沒胃口、厭食、暴食，或體重明顯改變。
生理狀態差	·出現胃痛、胃酸逆流、頭痛、暈眩、全身痠痛、血壓高或其他生理症狀。
成癮行為	·過度沉迷於手機或網路，包括線上遊戲、社群軟體、網路購物、賭博、色情網站等。 ·菸癮加重、酗酒或吸毒。 ·濫用處方藥（止痛藥、鎮靜劑、安眠藥、麻醉劑等）。

「九十三歲」了！

馬哈迪身兼醫生與作家雙重身分，從政多年，曾擔任馬來西亞的執政黨主席及二十二年的首相，被譽為馬來西亞的現代化之父，十五年前便淡出政壇。二〇一八年的選舉，在舉國反貪腐的民意簇擁之下，才再度挺身而出參選並成為世上最高齡的政治領袖。

投身於競爭激烈的選舉中，馬哈迪必須至全國各地進行巡迴演講。不過，他的體力驚人、腦筋靈光、言詞幽默，還自嘲：「有正常腦筋的國家，不會選一個九十三歲的老人來當首相。但九十三歲的老人，不只會騎馬開車，還會痛罵納吉。」這位九十三歲的老人不只實現了「老驥伏櫪，志在千里」，更改寫了金句——「人生『九十』才開始」，不僅沒有半點腦疲勞的跡象，還即將開創人生與國家新局。

你以為既然九十三歲的老人都能如此頭腦清晰，年輕人更不需要擔心「腦疲勞」問題了是嗎？大錯特錯！

我曾遇過年僅三十一歲的莉雯，已出現嚴重的腦疲勞——在保險公司擔任職員兩年，動輒發飆、健忘、容易恍神，並經常覺得累、打哈欠，但又難以入睡或淺眠多夢。還容易口臭、便祕，臉上及後背狂長青春痘，肚子膨大如懷孕，其實是多了圈肥油，老是腰痠背痛，還每個月都經痛，嚴重時一天甚至可以吞八顆止痛藥。

在保險公司工作，每天都有閃不完的燈號、接應不完的客戶，以及千篇一律的行政工作，需要十足的耐性。偏偏她天生性子急、沒耐性，常常客戶來付費時，就像強盜般直接搶過帳單，邊打哈欠、邊蓋章，瞧都不瞧對方一眼；回執收據時，從不注意對方是否有接好，收據連著印章掉到地上，也不會幫忙撿，客戶還得親自彎腰撿起，她當然不會說句「對不起」。客戶問問題時，不僅回應的口氣很差，還大嗆：「你很煩哩！」客戶當然不高興，自然毫不猶豫地給予「非常不滿意」的負評。

主管因此常在莉雯身後輕拍她的肩膀，警告她改善服務態度，此舉讓莉雯覺得很有壓力，因此即使只有五秒的空檔，她都要低頭偷滑一下手機，追劇、玩遊戲或逛購物網站，刷卡買名牌包、化妝品、潮衣……以致每到月底都變成「月光族」，新的壓力又來了！連下班騎車回家，也要時不時低頭滑一下手機，有一次還差點與其他機車擦撞，幸好對方狂按喇叭示警並緊急煞車才沒事。

即使這麼累，回到住處後，她還是繼續跟男友打電玩到深夜兩點才肯睡覺，但是翻來覆去，好不容易睡著卻一直做夢。早上七點又被鬧鐘吵醒，又是新的一天，拖著重度疲勞的身軀，再度騎車上班！

說到飲食問題，莉雯習慣上班一早先來杯七百西西的珍珠奶茶，一小時後，覺得愛睏，再來一包麻辣口味的炸洋芋片；中午來顆大菠蘿麵包加便利商店的冰淇淋一支；午休完，灌瓶可樂提神，哈欠連連中撐到下班；下班後，和男友去夜市外帶鹹酥雞、香雞排、炸臭豆腐等，再一起回到住處，邊打電玩邊吃，這時間也是她一天當中精神最好的時候。

上述兩個例子中，一位是高齡九十三歲的老總理，正準備要為全國民眾帶來希望的未來；一位是才三十一歲的年輕上班族，擁有令人嫉妒的青春，年紀僅老總理三分之一的歲數，卻快被自己的腦疲勞給打敗了。

年紀較長，不代表會有腦疲勞；臨床經驗中，**年輕上班族腦疲勞問題更常見**。這牽涉到我接下來要講的職場壓力形態、當事者性格，以及體質（壓力生理機轉），年齡並非宿命，這也代表——腦疲勞是能改善的。

為工作待命，增加精神疾病比率？

從職場心理學的角度談腦疲勞，可以分為三個面向來討論，即工作負荷、工作控制、工作支持，也就是「負荷－控制－支持模型」（Demand-Control-Support Model）。

從下表2-2中，我們可以發現，**最容易導致腦疲勞的高壓型工作（high job strain）是工作負荷高、工作控制低、工作支持低**的工作類型，如科技工程師與從業人員等。這類工作者常是每天晚上十點以後才能下班，回家還要回公司訊息、繼續工作，長期超時工作、責任制且績效KPI高於一切，加上工作氣氛不好、主管和同事支持不佳，即屬於高壓型工作。

前文中的莉雯，由於工作量大、工作內容重複、沒機會學習新技術，且主管與同事的支持有限，仍屬高壓型的工作。加上急性子，會讓一百一十伏特的家庭電壓變成一萬伏特的高壓電！

那麼，哪種類型的工作壓力最小、最不容易腦疲勞呢？就是**工作負荷低、工作控制高、工作支持高**的工作類型。也許你會質疑：天底下哪有這種工作？哪個上班

表 2-2　造成職場壓力的三大因素

工作面向	壓力來源的內容	與高壓力的關係
工作負荷（job demand）	·心理負荷：工作量過大、步調快、辛苦、需要長時間專注、非常忙碌、人力不足。 ·體力負荷：耗損體力。	工作負荷高
工作控制（job control）	·能學習新技術、允許創新想法、許多事可自己做主、需要高度技術、關於自己如何執行有決定權、工作內容多元化、非重複性的內容、意見可有影響力、有機會發展特殊才能。	工作控制低
工作支持（job support）	·來自主管的支持：會關心部屬福利、聽取員工意見、幫助員工、促成團隊合作。 ·來自同事的支持：能把分內事做好、關心自己、友善、需要時能協助工作。 ·其他：職場正義、勞工參與、就業保障。	工作支持低

族沒有腦疲勞的問題？

其實，「腦疲勞」不見得是身為上班族的宿命。德國的勞工一天只需要工作五・五個小時，就能賺到台灣勞工四倍的薪水。在德國工作，一年可以有近三十天的假日。為什麼？

德國的老闆普遍關心員工的身心健康，希望員工正常上下班，並且適時地放長假充電。在德國，上班超過八小時，對老闆和員工來說，是難以想像的事，政府甚至訂下「反壓力法」（有關職場減壓法律）。

二〇一四年，德國就業部長納勒斯（Andrea Nahles）接受《萊茵郵報》（*Rheinische Post*）訪問時指出：「時時刻刻為工作待命，與精神疾病攀升關係密切。」德國年金保險聯盟調查也發現，德國勞工因壓力大，退休年齡愈來愈早，請領憂鬱症等身心障礙年金給付的比例逐年上升，原因之一就是因為上司與下屬頻繁的聯繫。

據報導，有五分之一德國勞工在下班後還被老闆差遣，透過Line等通訊軟體下達指令，員工就像「一條狗，隨時被電子皮帶牽住」。

因此，納勒斯與聯邦職業安全與健康研究所（BAuA）商討推動「反壓力法」，禁止雇主在下班時間用電話或電郵追殺員工，落實「下班就是下班」。

在德國，假日聯絡公事是違法的。福斯汽車（Volkswagen）與ＢＭＷ等大企業禁止在非工作時間聯絡員工，戴姆勒公司（Daimler，也就是賓士汽車母公司）更在電腦系統安裝軟體，刪除所有在下班時間寄給員工的信件！

面對截然不同的勞工環境，台灣上班族該怎麼辦呢？

● 工作負荷面向：步調該快時，固然要快，步調不需要快時，自己就不要快。下班後，盡可能保障自己的「離線權」(right to disconnect)，避免方便的科技過於影響你下班後的生活。上班時間再集中處理公務。

● 工作控制面向：善用軟體有效率地處理庶務，把握機會學習新技術，持續升級個人專業，在工作中發掘樂趣，千萬不要把人生陪葬在重複而無趣的工作內容中。

● 工作支持面向：主動關心工作同仁，帶動互相關心的職場文化，今天你幫助他、明天他幫助你。

06 不可不知的腦疲勞生理機轉

腦疲勞，都是從輕微逐漸走到嚴重地步。了解腦疲勞的生理機轉，能讓你快速掌握自己的「大腦電力」，及時充電，避免提早踏入「腦疲勞」的危機中，而不自知。

大腦疲勞會經過三個生理階段。第一階段，大腦代謝廢物堆積、氧化壓力增大、腦神經過度發炎；第二階段，出現自律神經失調、腎上腺亢進或疲乏；第三階段，荷爾蒙分泌失調、腸胃肝膽系統失能、免疫系統崩潰。

第一階段：影響正常大腦運作

還記得本章開頭提到的莉雯嗎？她愛生氣、健忘、容易恍神、經常覺得累、打哈欠，但又難以入睡、淺眠多夢……這些其實都是腦疲勞的症狀。這些症狀或許不難辨認，但要「偵辦」致病兇手，卻需要如刑事鑑定組般的高度專業，不是三、五分鐘就可以打發的。

腦疲勞的第一階段生理機轉，包括：大腦代謝廢物堆積與氧化壓力、腦神經過度發炎，其特性為影響大腦運作。

大腦代謝廢物堆積與氧化壓力

我們在滑手機時，常會不時瞄一下電量顯示，發現手機電量只剩二〇%，就會立即接上充電器，等電力恢復到百分之百時，心裡才會如釋重負。然而，你是否注意過以下三件事：

- 大腦電量充足嗎？
- 大腦是否需要充電？
- 大腦需要充電多久的時間，才能充飽電？

我們的大腦擁有一千億個神經細胞，以及超過一兆個的神經膠細胞（glial cell）。每個神經細胞擁有三百至四百顆「電池」，也就是粒線體（mitochondria），二十四小時進行巨量的氧化反應，以產生能量——三磷酸腺苷（ATP）。一個體重七十公斤的人，每天將產生七十公斤的ATP。

大腦的重量雖僅有一．三至一．四公斤，只占全身體重量的二%，卻能消耗人體二五%的氧氣及二〇%的葡萄糖。

神經細胞的電池數量多如繁星，每一顆小電池中都進行著繁忙的化學反應，包括重要的氧化反應，氧化壓力極高，會產生大量未完全燃燒的副產物，有五至一〇%的氧氣會轉變為活性氧，以自由基或非自由基形態存在，逐漸在細胞內累積。這些活性氧將傷害蛋白質、脂質、甚至染色體DNA，氧化損害增加，稱為「氧化壓力」。

氧化壓力對細胞會造成老化、脆弱甚至突變與死亡，可能引發慢性發炎、過敏、心血管疾病、糖尿病、癌症等問題。同時，代謝廢物如乳酸、二氧化碳與其他物質的累積，因而產生許多腦疲勞症狀。

如何幫你大腦的電池充飽電？有三大法寶，正念、睡眠及飲食，分別將在第三至第五章中為你詳盡介紹。

腦神經過度發炎

神經心理免疫學發現，在壓力下，白血球被發炎因子導引至腦血管，改變了血腦障壁（blood-brain barrier）的通透性，也活化大腦中的微膠細胞（microglia）。微膠細胞本質上是免疫細胞，是大腦中的「海豹部隊」——保護大腦的快速反應部隊，先向全身宣布大腦進入「緊急狀態」，再開啟發炎基因，讓各種白血球釋放大量細胞激素、化學激素、蛋白酶等，用來對付壓力以及入侵者。

此時，自由基大量增加、麩胺酸大量釋放、腦源神經滋養因子（BDNF）減少，你可以想像：戰場滿目瘡痍，神經細胞死亡、髓鞘（myelin sheath）逐漸脫失及神經傳導異常，致使大腦的認知功能變差。

發炎反應更導致色胺酸與血清素（Serotonin）被加速分解，形成焦慮、憂鬱等負面情緒。若體內抗發炎與抗氧化的營養素充足，還能夠扮演滅火器的角色，撲滅這場火災。若不足，**大腦發炎場面將如失控的森林大火，惡化失眠、焦慮、憂鬱、分心、健忘等症狀，甚至產生精神疾病**。

ϟ 第二階段：惡化大腦與身體壓力

腦疲勞的第二階段生理機轉包括：自律神經失調、腎上腺反應失調。自律神經與腎上腺荷爾蒙是一種「身心介面」，是從心理壓力轉譯為生理（大腦與身體）壓力的兩大關鍵。壓力就是透過這兩個機轉影響大腦，再進一步影響身體。

自律神經失調

自律神經是連結大腦、脊髓，支配所有器官組織的龐大神經網絡。面對突如其來的急性壓力時，神經訊號會透過自律神經網絡，指揮大腦、所有器官組織進行緊急應變。但這是特殊狀況，不是常態。壓力一旦解除，自律神經就會放鬆休息。

若當事者因為外在壓力過大（來自職場或家庭），或內在壓力過大（急性子、完美主義、鑽牛角尖等），**把緊急狀況變成常態，就構成慢性壓力，自律神經網絡也會逐漸過勞，出現自律神經失調**——一開始，副交感神經活動低落；接著，總體自律神經活性低落；最後，出現憂鬱症、強迫症、腦神經退化等嚴重的大腦症狀。

腦疲勞的自律神經失調形態，最常見交感神經活性亢進、副交感神經功能低下，以及總體自律神經功能衰退，這代表了自律神經年齡老化。

只要出現任何一項腦疲勞症狀，就代表你的自律神經失調已久，只是自己沒察覺罷了。只要提早辨認並改善自律神經失調，就有機會預防腦疲勞。

腎上腺反應失調

日常中的**急性壓力**除了會啟動自律神經外，也會透過下視丘（Hypothalamus）、腦下垂體來指揮腎上腺，產生壓力荷爾蒙，包括正腎上腺素（Norepinephrine）、腎上腺素、皮質醇。一開始，皮質醇整天升高，以致出現腦疲勞症狀，如焦慮、煩躁、低潮、易怒、分心、健忘、肌肉緊繃、心悸、頭痛。

有些當事人會不自覺地依賴食物來抒解壓力，透過吃甜食與高熱量食物，藉此獲得心理與生理上的短暫快感。但是，當食物帶來的快感消逝，腦疲勞症狀會變得更嚴重，甚至如吸毒者般翻箱倒櫃找甜食來嗑，陷入惡性循環——可能出現廣泛性焦慮症或恐慌症。

廣泛性焦慮症如容易緊張、無法放鬆、易怒、腦袋一片空白、健忘，合併多項自律神經失調症狀，包括呼吸不順、過度換氣、胸悶、心悸、肌肉緊繃、頭痛、耳鳴等。

恐慌症則是出現突發性的恐懼感，合併多項生理與心理症狀，如心悸、盜汗、手抖、呼吸困難、喉嚨梗塞感、胸悶、噁心、頭暈、害怕失控、害怕快死掉、身體感覺麻痺、發冷或發熱等，害怕下一次的發作，導致想逃避特定場合，譬如人多的地方、密閉空間、高速公路、隧道。

急性壓力階段過去後，接下來，便是進入**慢性壓力**階段——皮質醇濃度早上還夠，到了中午就急劇減少（皮質醇濃度適當時，可以讓人產生鬥志、對抗壓力），進而出現腦疲勞症狀與疾病，如失眠症、焦慮症、恐慌症、憂鬱症、躁鬱症、暴食症、厭食症等。

過高的皮質醇則會損害大腦的海馬迴，令其體積萎縮、神經新生作用減少，進而導致記憶力差、認知能力衰退、鑽牛角尖等問題。

最後，進入**末期壓力**階段——皮質醇濃度從早到晚都低下，呈現「慢性疲勞症候群」，包括嚴重疲勞、倦怠、無精打采、憂鬱、沒辦法承受一點點壓力（之前還可以勝任的工作現在無法承受了）、一直想睡卻睡不著、肌肉痠痛、容易低血糖（一沒吃東西就頭昏或易怒）、姿勢性低血壓。

到了這個階段，口味可能變成愛吃鹹的，出現創傷後壓力症、肌纖維疼痛症（Fibromyalgia，慢性廣泛疼痛或壓痛）等疾

圖 2-1 腦疲勞第二階段的進程

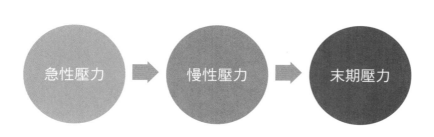

病，甚至自殺與暴力行為（可參見上頁圖2-1了解第二階段進程）。

⚡第三階段：身體免疫全面「崩盤」

第三階段的腦疲勞包括：荷爾蒙失調、腸胃肝膽失能、免疫系統崩潰，其特性是壓力已經完全「轉譯」為身體症狀，導致嚴重與致命生理疾病。

荷爾蒙分泌失調

腎上腺是荷爾蒙交響樂團的指揮家，到了第三階段時，指揮已經意識不清，整個樂團演奏荒腔走板，身體的荷爾蒙分泌完全失衡，而有以下症狀：

- 男女性荷爾蒙低下或失衡：孕烯醇酮（Pregnenolone）、去氫表雄固酮（DHEA）、睪固酮、雌激素、黃體酮、泌乳激素等分泌狀態，皆呈現紊亂。
- 甲狀腺功能失調：出現甲狀腺亢進或低下、自體免疫甲狀腺炎（如橋本氏甲狀腺炎）、甲狀腺結節等狀況。
- 胰島功能失調：發生胰島素阻抗、高胰島素血症、高血糖、糖尿病、高血脂、脂肪肝、動脈硬化、高血壓等症狀。

腸胃肝膽系統失能

腸胃運作的同時受到腎上腺荷爾蒙、自律神經兩套系統操控，現在腎上腺、自律神經都「神智不清」了，腸胃的分解、消化、吸收、蠕動功能當然都會變差。腸胃黏膜陷入慢性發炎，腸黏膜滲透性異常（又稱腸漏），加上腸內菌相也變得混亂，壞菌大幅增生、好菌嚴重不足，導致免疫系統紊亂，開啟了疾病的「潘朵拉盒子」！

肝臟的解毒效能更形低落，膽囊與膽道的排毒機轉變差，特別是原先若有B肝或C肝病毒帶原、脂肪肝、其他肝病者。體內代謝廢物，以及環境毒物在肝臟與身體累積，可能出現重金屬（鉛、汞、鎘、砷）慢性中毒。

免疫系統崩潰

荷爾蒙分泌失調、腸胃肝膽系統失能，必然導致免疫系統的紊亂與低下，甚至逐漸進入免疫崩潰階段，出現致死性生理疾病，如心肌梗塞、腦中風、癌症、猝死等，引發嚴重後果。關於免疫失調的各類形態與惡化過程，我會在第四章中補充說明。

07 再怎麼休息還是累？腦疲勞的可怕後果

不少公司主管或上班族，對於上述我所說的腦疲勞徵象，刻意忽略、輕描淡寫或用意志力忍耐，日子似乎也能過得下去。然而，這將導致腦疲勞持續惡化，會有這麼一天，終極的災難自己找上門來，包括：發生工作意外、重度憂鬱症、自殺衝動、生理疾病加劇，以及悲劇性的過勞死。

社會及個人的隱形殺手——過勞腦

許多行業或工作都需要高度專注力，譬如職業駕駛員、飛行機師、醫療人員等。也許，司機這個職業看似平常，其實工作性質與機師類似，每一分每一秒都必須保持最佳精神狀態，才能保障行車及乘客的安全。

事實上，台灣曾發生多起遊覽車大量傷亡事件，肇事主因都是司機過勞。由於企業主持續壓低人力成本，追求「薄利多銷」，不給司機合理的休息時間，輕忽腦疲勞對安全駕駛的影響，也犧牲了乘客的安全，結果就是必須付出慘痛代價。

譬如二〇一八年四月，中山高速公路台南路段發生的重大車禍。凌晨四點，蕭姓男子駕駛違規貨車，兩位警員發現後，在路肩處理罰單事宜。此時，陸姓男子駕駛大貨車突然自後方追撞，導致站在警車與違規貨車之間的兩名警員及蕭姓駕駛三人當場死亡。兩名優秀警員因公殉職，警界痛失英才。

事後追查發現，大貨車陸姓駕駛已經連續出勤二十二天，期間沒有任何休假，且至少有七天是每天工作超過十二小時，總計加班時數超過法定的每月工作時數，輪班間隔休息時間也不足十一小時，已經嚴重違反《勞動基準法》，因此大貨車公司業主遭重罰三百萬。

不僅司機如此，醫療人員的精神狀態也攸關著患者的生死。

美國號稱是「醫生的天堂」，但知名的《梅約診所學報》（*Mayo Clinic Proceedings*）在二〇一八年的論文指出，在美國有五十四・三％的醫師有過勞症狀、三十二・八％的醫師感到過度疲勞，還有六・五％的醫師出現自殺的念頭；出現醫療錯誤的醫師明顯發現有更多的過勞症狀、過度疲勞與自殺意念。

研究也發現，出現過勞症狀的醫師有二・二倍的機會發生醫療錯誤，有過度疲勞現象的醫師則有一・三八倍的機會發生醫療錯誤。

在號稱「醫生天堂」的美國，竟然有過半數的醫師處於過勞狀態，高達兩倍以上的機會出現醫療錯誤！那麼，號稱「病人天堂」的台灣又如何呢？台灣血汗的醫療環境中，醫生過勞與醫療錯誤的問題到底有多嚴重？台灣究竟是「病人的天堂」抑或是「病人的地獄」？

ϟ壓力、工時及疲勞堆疊出憂鬱症

上班挨老闆罵、暗地裡被同事陰一把、加班加到不知何時才能下班、回家還得繼續爆肝工作……上班之外，還要面對夫妻、親子間的衝突。在各種壓力不斷累積，導致腦疲勞之時，便可能出現憂鬱症。

你可能常聽到憂鬱症，憂鬱到底是怎樣的狀態呢？

首先，持續兩週以上心情低落，或無法感受樂趣，伴隨失眠、注意力不集中、猶豫不決、缺乏興趣、思考速度遲緩、負面思考、胃口差、體重減輕、失去活力、強烈疲勞感等狀況，以致頻頻請病假、無法上班而丟掉工作，導致「失能」，甚至有自殺意念與行為……當出現這些症狀時，你就該自我懷疑是否有憂鬱傾向。

當手腳因意外受傷時，我們都知道要趕快去急診求助；但心理受傷了，你會求助嗎？事實上，有憂鬱症的上班族會說：「我沒事，是你們想太多了！」根據統計，台灣憂鬱症患者發病後平均失能天數將近七十五天，只有二〇%的患者會尋求醫療協助。當事者不願意面對，諱疾忌醫，只求神問卜，往往憂鬱狀況惡化，而付出慘痛代價。

根據國際醫學期刊《刺胳針》（*The Lancet*）的大型研究，二〇〇五至二〇一五年間，**憂鬱症已是全球失能的第三大疾病**，僅次於下背與脖子疼痛，以及感覺器官疾病，並且排在糖尿病、冠狀動脈心臟病、癌症等重大疾病之前。

在高收入國家，如美國、澳洲，憂鬱症更排名第二，焦慮症則排名第九；前十大失能疾病中，大腦疾病就占了兩名。在美國，每十個人中就有一位罹患憂鬱症，是職場第一大疾病，全美國每年因憂鬱症蒸發四十三兆美元產值，相當於一千兩百九十兆台幣。而台灣憂鬱症盛行率為五・二%，每年因此損失三百五十億的台幣產值。

憂鬱症，雖與個性、體質等多重因素有關，但**工作壓力確實會導致憂鬱症等常見精神疾病**。

根據《刺胳針精神病學》（*The Lancet Psychiatry*）二〇一八年刊載的一項英國大型世代研究，針對中年上班族，分析四十五歲時的工作壓力，是否和五十歲出現的常見精神疾病（包括憂鬱症與焦慮症）有關。經過嚴謹統計與干擾因子排除，發現高工作負荷、低工作控制及高工作壓力，各會增加七〇%、八九%、一二二%的常見精神疾病發生。研究者估算：**若能改善職場壓力，可以拯救一四%的民眾免於出現憂鬱症或焦慮症**。

由此看來，企業應該正視憂鬱症問題——有時是員工有憂鬱症，並在工作上表現出相應的不適當行為，卻不願就醫或尋求協助時，主管常因此感嘆：「我也快得憂鬱症了。」有時則是主管有憂鬱症而不自知，並將負面情緒發洩在同事或下屬身上，施加言語、肢體等霸凌，進而演變為另一種形式的職場暴力。

請注意，上班族如果出現酗酒、嗑藥、濫用鎮定劑、安眠藥或止痛藥、非法施打麻醉藥品等異常行為，看似跟憂鬱症無關，其實可能正是罹患憂鬱症，只是當事者尚未能面對，一味透過不當的方式消除負面情緒。一千三百年前，唐朝大詩人李白早已告訴你：「抽刀斷水水更流，舉杯消愁愁更愁。」試圖用酒精撲滅負面情緒，反而助長火勢，最終野火燎原。

二分之一的憂鬱症患者曾想過自殺，而自殺身亡者中，有九成五的患者合併有精神疾病，八成為重度憂鬱症。

自殺風險最高的族群，多數人會猜是科技業，因為其競爭激烈且殘酷，汰換率極高，研發時間壓力緊迫，超時、爆肝是常態。不過根據統計，所有職業中自殺風險最高的族群是醫師。這與醫師容易取得自殺工具、熟知致死方法有關。

美國是全球醫學最發達國家，更提供醫師優質執業環境，然而研究卻發現，美國醫師的自殺死亡率為每十萬人中有二十八至四十人，是一般人的三倍（一般美國人自殺死亡率每十萬人約十二人，台灣約十五人）！醫師自殺的主要原因是憂鬱症狀沒有受到適當治療，尤其以醫學生及住院醫師最多，高達一九至三〇%有憂鬱症狀，可能合併重度憂鬱症、躁鬱症、酒癮、藥物濫用。

研究也發現，從醫學生升任住院醫師階段的壓力最大，專業要求高、競爭強烈、工時長、嚴重缺乏睡眠、求助資源不足，再加上醫護人員比一般人更加諱疾忌醫，恐懼罹患精神疾病將被汙名化，導致協助更為困難。

別以為只有「專業人士」才會因為承受不住壓力而尋短，其實許多家庭主婦同樣承受了莫大的「職場」壓力。新聞報導新竹縣竹北市一名三十九歲母親殺死五歲與四歲孩子後，再上吊尋短，死者生前的Line訊息中透露帶孩子壓力很大，令她無法承受。

曾有立委估算家庭主婦的產值，相當於月薪四萬六千元的上班族的工作量，家庭主婦的「職場壓力」當然應該受到關注。

功成名就不等於擁有快樂保護罩！

憂鬱之神找對象，是不分職業貴賤、有錢沒錢、有名沒名的！許多上班族喜歡感嘆，工作苦悶又看不到未來，因而羨慕演藝圈的明星，只要開一場演唱會，就能夠賺進數千萬的台幣，以為若能從事演藝工作，人生定然會很快樂。

但真的只要當上明星，人生就會變得很美好嗎？現實恐非如此！

知名的探索頻道旅遊節目主持人Janet（謝怡芬），形象一向充滿活力熱情，受到許多年輕人喜愛與崇拜。然而，有一天她在臉書上傳了一段影片：「我以前有憂鬱症……目前我沒有什麼問題了，但是偶爾會突然回到二〇〇二年很低潮的時候。我只是想要把那一刻的感覺分享給你們，並且讓你們知道『你並不孤單』……大家都覺得我是充滿正面能量，都是開心、很有活力的一個人，我確實是，但我曾經也有憂鬱症……我們都會有需要其他人幫忙的時候，不要覺得你是一個人，更不要覺得自己有這種感覺是不對的，你不孤單！」她表示，自己憂鬱時會暴食，吃飽了還是會繼續塞食物到嘴裡。

現實生活裡，也有不少演藝圈朋友曾來向我求診。我發現他們或許外表光鮮亮麗，但同時承受了非常嚴苛的職場要求，例如為了拍戲熬夜不眠、複雜的感情人際關係、網友輿論的批判，加上虐待狂式的完美主義，出現憂鬱症、暴食症、酗酒、嗑藥等問題者比比皆是。

你我看到的「成功就會快樂」，其實是個巨大假象——名人大多追求「完美」，因此，「不完美」的新聞不會公開，除非狗仔隊太過熱心。

成功顯然並非快樂的保證書，千萬別把快樂執著於未來的成就，而活得狼狽不堪。

九成以上的生理疾病，都因為……

台灣第一位女性外科醫師林靜芸，曾經提過一個案例，「一名三十九歲的科技新貴到夏威夷探望妻小，清晨搭機回台便直接上班，下班後又和友人打麻將，吃完宵夜後回家，睡不到三小時，隔天清晨五點就起床去打高爾夫球。下班後又去打撞球，當晚坐在吧台前的高腳椅上時，被人發現頭部下垂、臉色發青，緊急送醫後，被診斷為腦幹中風，成為植物人。」科技新貴往往是「用高薪換傷『心』」——心情（大腦）和心臟（身體）被雙雙夾殺，罹患疾病。

根據研究，**九成以上的生理疾病都和壓力有關**。彙整分析上班族的健康檢查報告，我發現職場常見的生理疾病彼此皆有相關，可粗分為兩大類群。

第一類我稱為「代謝免疫病」，從代謝症候群出發，歷經血管（血液）慢性發炎，導致系統性免疫失調，終點是心腦腎衰敗；第二類則是「消化免疫病」，從肝膽腸胃症狀開始，腸道免疫失調導致系統性免疫失調，終點是癌症。當然，許多上班族是兩類兼具（詳見下頁表2-3）。

我曾請教一位醫學院教授如何養生。享譽盛名的他當時七十歲，我則是一位嘴上無毛的住院醫師，還沒半篇研究論文發表。

他不以為然地望向我，說著：「我一直在工作，沒在談養生的。」

隔年，便聽聞他過世的消息，這是台灣一大損失，若他能多活十年，將能透過他熱愛的工作，帶來更多醫學貢獻。

表 2-3 常見職場生理疾病

一、代謝免疫病	代謝疾病	腹部肥胖、肥胖症、高血脂症、高尿酸血症、痛風、高血糖（糖尿病前期）、糖尿病（常有併發症）、腎結石、腎炎、慢性腎功能衰竭（洗腎）。
	心血管疾病	動脈硬化（鈣化）、高血壓、心律不整、冠狀動脈心臟病、心肌梗塞、猝死。
	腦血管疾病	頸動脈硬化、頸動脈狹窄、阻塞性腦中風、溢血性腦中風、猝死。
	神經退化疾病	阿茲海默症、巴金森氏症、腦中風後失智症。
二、消化免疫病	腸胃疾病	胃食道逆流、胃或十二指腸潰瘍、慢性胃炎、胃息肉、大腸息肉、大腸良性腫瘤。
	肝膽疾病	病毒性肝炎帶原、脂肪肝、急性與慢性肝炎、肝硬化、膽囊息肉、膽囊結石。
	癌症	大腸癌、食道癌、胃癌、胰臟癌、肝癌、膽管癌、乳癌等。

在漫長的工作歲月中，生理疾病悄悄從輕微變嚴重，上班族到了事態嚴重才開始緊張，通常很難「逆轉勝」，再好的醫療都是「下策」。在症狀輕微時就積極治療，是「中策」。看重任何腦疲勞初期警訊，實踐預防醫學，才是「上上之策」！

腦疲勞的終章——過勞死

二〇一三年，一名四十多歲的女性電影公司公關經理因腦中風去世，由於她的上司常在晚上十點後，仍用WhatsApp（即時通訊應用程式）交辦工作，導致她嚴重超時工作，身心嚴重過勞，以致英年早逝。因此勞保局認定她為過勞死，並依職業災害理賠一百九十七萬。

但一個員工的死，似乎仍無法阻擋職場普遍過勞的大勢。上班族仍前仆後繼，向

「墳場」高速挺進。桃園電子產業公會理事長趙建輝曾受訪表示：「我親眼目睹二十幾歲女同事，上班時間坐在座位上，突然倒下去，之後送醫急救，一個月後過世。另一位同事，在我眼前推著推車倒下去，當天就過世了。」

二〇一八年五月，勞團在總統府前抗議，上演行動劇，批評《勞基法》修法爭議，持續低薪、連續上班、難以休假，讓台灣已經成為「過勞之島」。

職場死亡案例中，當事者可能承受了過度的職場壓力，出現生理疾病卻不自覺，或不願求醫並配合醫囑，持續折磨自己，導致疾病嚴重度加重，最終過勞死。有些上班族在職場壓力下，先產生嚴重腦疲勞問題，如憂鬱症，後來如滾雪球般出現更多生理疾病，而邁向死亡。

二〇一八年，《加拿大醫學會期刊》（*Canadian Medical Association Journal*）的研究指出，憂鬱症患者較一般人死亡率高：有憂鬱症男性的死亡率是一般男性的一・五至二・九倍；女性則為一・五倍。**以二十五歲爲基準，患有憂鬱症的男性，平均壽命較一般男性少了八至十二年，女性可少達十八年。**

這實在太驚人了。為什麼會如此？

我在《大腦營養學全書》一書中，整理了最新醫學文獻，指出憂鬱症是一種系統性的發炎疾病，除了大腦的憂鬱症狀，各器官組織也慢性發炎，本來就容易出現生理疾病，如心血管疾病、腸躁症、關節炎、肌纖維疼痛症、多種疼痛症、代謝症候群等。此外，患者生活形態不佳、不太與親友溝通自己的不適、對於醫療採取消極態度等因素，可能提早導致死亡。

上班族因職場壓力而普遍存在的大腦與身體疾病，反應了一條從「腦疲勞」通往「過勞死」

的危險道路，唯有睿智地辨認出腦疲勞的種種徵兆，每天鍛鍊接下來章節中的自癒減壓方法：正念力、好眠力、好食力，才能像一開始我所介紹的馬來西亞首相馬哈迪，九十三歲依然在職場生龍活虎，展現「人生九十才開始」的大智慧！

第三章

科學實證、全球風行！
工作者必做的身心健康
正念訓練

08 全世界風行——正念減壓

正念，是指能夠完全專注於當下、眼前，放鬆自己、接納現實的心理能力。怎樣培養這樣的正念力呢？訓練方法包括：正念呼吸、一顆葡萄乾練習、三分鐘呼吸空間、愉悅練習、艱辛練習、正念的一天等，我將於第一一四頁「基礎正念力，鍛鍊你的內在肌力」中詳細介紹做法。

首先，所謂的「正念」起源於古代東方，發源於佛教禪宗，與西方基督宗教理念也有共通之處。著名的《尼布爾祈禱文》對於「正念」有精準的描繪：「願上帝賜我平靜，接受我無法改變的事；願上帝賜我勇氣，改變我能改變的事；願上帝賜我智慧，能夠分辨兩者的差異。」

現代正念的興起，則是從一個小故事開始的。

一九六六年，美國麻省理工學院的分子生物學博士研究生喬．卡巴金，偶然間聽到一場禪學演講，決定開始進行為期六個月的禪修，結果長年不癒的胃潰瘍竟不藥而癒，並且未曾復發。他對於東方古老正念所帶來的力量深感訝異，決心推廣正念療癒，幫助大眾改善身心健康。

一九七九年，卡巴金博士首先發表正念減壓療法，在美國麻州大學（University of Massachusetts）醫學中心創立減壓門診，幫助受到慢性疼痛與疾病所苦的人；一九九五年，他進一步將減壓門診擴編為具備教育推廣任務的正念中心。

從此，源自於古老東方的「正念」在現代歐美壯大，成為重要心理學派，是繼行為治療、認知治療之後的第三波認知行為治療，光榮地傳回現代東方，在中國、台灣、香港、新加坡等地掀起熱潮。目前，全世界有超過三百個正念組織在不同的領域裡推廣正念療法，包括醫療、諮商、企業、教育、運動、監獄等。

這場「正念革命」（The Mindful Revolution）登上二〇一四年二月的《時代》（*Time*）雜誌封面，喚醒了歐美人士，省思過度重視控制、批判與目標的西方思維，易帶來壓力與病痛；相反地，強調接納、共存與過程的正念精神，卻能減壓與療癒。

在前言中我提到，參加正念訓練的過程成為指引我走出職場陰霾的第一道光，讓我能協助更多上班族戰勝職場壓力。因此接下來，我會先帶你認識：正念能帶給上班族哪些正向力量？對於受到身心疾病困擾的上班族，正念如何融合在心理治療中，帶來療癒？

實證有效的正念革命！減壓、抗焦慮、助眠

疲勞的大腦需要的其實不多，只渴望休息！然而，職場如此忙碌，等待例假日或年休假時再來改善腦疲勞，就像救不了近火的遠水。有什麼方法，可以「瞬間」讓大腦休息呢？

答案就是——正念。在接下來的章節中，我將指導你建立「基礎正念力」，並且一起進行「實戰正念力」，帶來以下正向力量（可見下圖3-1）：

- 能夠覺察心理經驗，不壓抑也不批判，如情緒、思考、衝動、行為。
- 能夠覺察生理經驗，不忽略也不批判，如疼痛、緊繃、不適、失眠。
- 對於自己、他人與世界，保持好奇心。
- 對於自己、他人與世界，保持慈愛心。
- 接納現實，不管經驗的感覺是否舒服。

覺察心理、覺察生理、好奇心、慈愛心、接納現實這五項能力，即為「正念力」，能減輕職場壓力、緩和過度焦慮、提升睡眠品質（會特別在第四章中的「身體掃描法」、「正念睡眠」進行介紹），從容應對各種職場挑戰。

圖 3-1　正念力的正向力量

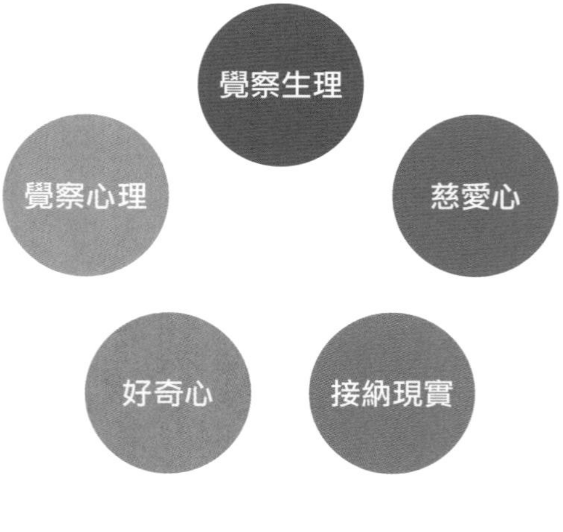

有效減輕職場壓力

美國杜克大學（Duke University）整合醫學中心的沃勒佛（Ruth Wolever）博士等人，針對兩百多名職場員工進行隨機分組，一組進行職場正念減壓療程，另一組則不做處置。結果發現，前者感受壓力明顯減少、自律神經功能改善、睡眠品質提升。

澳洲西雪梨大學（Western Sydney University）科學與健康學院的琪瑪（Birinder Cheema）博士等人，針對三十七名職場員工進行隨機分組，一組接受每週三次、每次五十分鐘的午間正念瑜伽訓練。結果發現實驗組焦慮度減少、身體彈性和肌肉骨骼體適能也增加。

這些研究均說明了運用正念可有效改善職場員工的身心健康。

改善人際關係

美國俄亥俄州立大學（OSU）整合醫學中心主任、同時也是美國兒科醫學會整合醫學委員會創始人——凱西・坎佩（Kathi J Kemper）醫師的研究中，一位治療師與一位受試者在房間中，相距二・四公尺，各自閱讀中性書籍，彼此沒有互動與眼神接觸。

此時，治療師進行慈愛冥想（loving-kindness meditation, or compassion），用四次呼吸的時間來想以下每一句話，持續十分鐘：

- 願你安全與安心。
- 願你健康、舒適與有活力。
- 願你平安與愉悅。
- 願你免於受苦。

結果發現，受試者心跳減緩、自律神經活性增加，壓力感降低、更多放鬆感與平靜感。

這項有趣的研究可應用在職場上，當你在進行慈愛冥想，你的同事或客戶可能莫名其妙地減輕壓力、感到放鬆與平靜。彼此都能如此，職場氣氛將能改善。

增進生理健康

卡巴金博士在一九七〇年代便已開始主張，正念減壓能改善慢性疼痛、乾癬、更年期熱潮紅、肌纖維疼痛症等「難治型」生理疾病。而臨床醫學也證實正念療法可改善許多生理及大腦疾病（可見下表3-1）。

表 3-1　正念療法可改善多種疾病

生理疾病	頭痛、高血壓、心臟病、胃潰瘍、胃食道逆流、功能性腸胃疾患、氣喘、慢性疼痛、自律神經失調、癌症等。
大腦疾病	睡眠障礙、焦慮症、恐慌症、憂鬱症、邊緣型人格障礙症、酒癮、厭食症、暴食症等。

正念為何能改善多種身心疾病？

《美國國家科學院院刊》（*PNAS*）的一篇研究中，比較正念冥想與放鬆訓練對大腦的效應，發現前者在額葉中線 θ（theta）腦波增強，**代表大腦進入眞正休息**，且 θ 腦波愈強，副交感神經活性愈高，自律神經調節腦區血流也增加，代表身體真正放鬆。同時，活化了報酬迴路（由多巴胺所運作的神經元構成，在我們體驗到愉悅時便會啟動），**帶來正面情緒**。

透過神經免疫學研究，也證實了正念能降低壓力荷爾蒙、啟動抗發炎機轉、提升細胞端粒酶（telomerase）活性——抗老化的重要指標，改善多重生理系統，全面提升身體健康（可見下表3-2）。

正念看似為一種「心理」技巧，能改善「心理」困擾，但絕不僅止於此，在實證醫學資料庫中，可以發現關於正念改善生理疾病的文獻，遠比改善大腦疾病的文獻多得多！

表 3-2　正念療法可調節哪些生理及腦神經系統？

多項生理系統	‧降低腎上腺壓力荷爾蒙分泌 ‧提高免疫力 ‧啟動抗發炎機轉 ‧提升端粒酶活性（抗老化指標）
腦神經系統	‧穩定大腦情緒迴路（以杏仁核為代表）活動 ‧增強大腦理智迴路（以前額葉為代表）活性 ‧增加腦源神經滋養因子，啟動神經可塑性 ‧減輕壓力與創傷的負面影響 ‧抑制亢進的交感神經活性 ‧提升低落的副交感神經活性

來自內在的療癒——正念結合心理治療

將正念進一步應用於身心疾病治療，建構出前述第三波認知行為治療，包括：接受與承諾治療（Acceptance and Commitment Therapy，ＡＣＴ）、辯證行為治療（Dialectic Behavior Therapy，ＤＢＴ）、正念認知療法等三大學派，以下將為你簡單介紹。

接受與承諾治療（ＡＣＴ）

接受與承諾治療，是由美國內華達大學雷諾分校（ＵＮＲ）心理學教授史蒂芬．海斯（Steven C. Hayes）博士所創立，將正念融入「行為治療」（Behavior Therapy，所謂第一波的認知行為治療）中，其簡稱ＡＣＴ正好是「行動」的意思。

此學派認為你會不快樂和四大控制迷思有關：對所有人而言，快樂都是自然的狀態；如果你不快樂，表示你有問題；必須去除負面感覺，人生才會更好；你應該能控制自己的想法與感覺。

因此，你可能會用控制策略，包括逃避壓力或是逼迫對抗，反而導致負面情緒愈來愈嚴重。譬如身處血汗職場，你覺得別的上班族都過得很好，只有自己最倒霉，人生沒有希望，因此每天借酒澆愁、自我責備或對主管嗆聲，其實只會讓自己更憂鬱。顯然地，**控制導致問題**。而ＡＣＴ透過六大策略，包括：

- 認知脫鉤（cognitive defusion）：學習方法脫離自己過度糾結的情緒、想法與記憶；
- 接受（accept）想法、感覺，而不壓抑或試圖擺脫；
- 與當下經驗連結；
- 培養「觀察之我」（observing self），覺知到內在的自我，不受來去的情緒、思想和記憶影響；
- 探索人生價值；
- 採取有效行動。

讓你在接受現實的基礎上，為自己許下承諾，全力以赴，終能克服職場壓力與憂鬱。也就是說，**你可以先接受不完美職場的現實，以及不快樂的情緒，把精神花在思考自己想要什麼？如果留下來怎麼做最好？如果離職要調整方向嗎？再決定行動策略，逐步實現目標。**

ACT教你放下控制、接納現實、覺察自我的情緒與想法，可說是正念精神的展現。有興趣的讀者，可進一步閱讀史蒂芬·海斯等人所著的《走出苦難，擁抱人生》（*Get Out of Your Mind and Into Your Life*）。

辯證行為治療（DBT）

華盛頓大學心理系教授瑪莎·林納涵（Marsha M. Linehan）博士，也將正念融入「行為治療」，創立「辯證行為治療」，運用於邊緣型人格障礙症的治療。

什麼是辯證呢？這是統整不一致想法的能力。

比方說，你平常自視甚高，覺得某個同事差你一大截。結果有一天，你被主管當著該同事的面前罵說，表現遠不如同事！當天你覺得很丟臉，認為自己果然是「魯蛇」，愈想愈難過，連續兩個星期都心情鬱悶。

如果你有辯證的心理能力，平日你雖自視甚高，但仍知道自己有所不足。被主管罵時，當下雖自覺是「魯蛇」，不過下班後就覺得自己是一尾「活龍」，才沒主管講的那麼差。辯證就是這樣，能夠整合正反兩種想法，找出平衡點，隔天上班時你又能恢復好心情。

顯然，**辯證能力就是——不批判、接納自己、接受現實的正念力**。

臨床上最缺乏這種辯證能力的，便是所謂邊緣型人格者。當事者呈現「愛恨分明」的特質，看待事情相當極端，有時超愛自己、有時超恨自己，看待某些同事彷若天使，卻視另一些同事為魔鬼，最後又心痛地發現：天使其實還是魔鬼，認為同事都在傷害自己。他們非常欠缺安全感。

林納涵博士針對邊緣型人格者，開發四大辯證技巧（skillful means），包括：

- 痛苦耐受技巧：對於主管的批評以及內心挫敗感，採取全然接納（radical acceptance），譬如：「她認為我比不上同事，我知道這是她的想法。」接著，用愉快的活動轉移注意力，撫慰並放鬆自己。
- 核心正念技巧：練習正念呼吸、專注冥想一件事物、學習不批判思考，以及用「我」取代「你」的溝通法。譬如本來認為「你（主管）就是故意要傷害我。」改成「聽到這句話，我覺得很受傷。」

- 情緒調節技巧：記錄發生的事、自己的感受、是否說出自己的感受，以及確認感受後自己做了什麼，檢視自我批評或肯定的實際證據，用整合性的思考處理負面情緒。
- 人際效能技巧：在和對方意見衝突時進行協商，面對不合理的要求有勇氣拒絕，按照價值觀行事而不過度在意他人批評。

有興趣的讀者，可進一步閱讀馬修・麥凱（Matthew McKay）等人所著的《辯證行為治療技巧手冊》（*The Dialectical Behavior Therapy Skills Workbook*）。

正念認知治療（MBCT）

二〇〇二年，英國牛津大學臨床心理系榮譽教授馬克・威廉斯、劍橋大學教授約翰・蒂斯岱（John Teasdale）、多倫多大學教授辛德・西格爾（Zindel Segal）等人，希望針對憂鬱症容易復發的問題，開發符合成本效益的療法。

他們在認知治療（Cognitive Therapy，即第二波認知行為治療）的基礎上融進正念，建構出「正念認知療法」。

一直以來，認知行為治療都是重度憂鬱症患者的第一線療法，指導患者辨認「負面想法如何導致負面情緒及失效行為」。進一步學習合理思考後，有效改善情緒，以有效的策略來因應壓力。

舉個例子來說，假設你因雞毛蒜皮的小事被主管責備，忍不住心想：「主管就是特別針對我，希望我走人。」因此情緒低落，想直接離職。「認知行為治療」指出這是負向自動化（直覺）思考，因此引起負面情緒與衝動行為；進而鼓勵你想：「主管對每個人都是這種態度，不是特別針對我。」你的心情會因而放鬆許多，了解維持工作確實是對自己最有利的做法。

相對地，**「正念認知治療」則不強調改變思考內容，而是增加你對思考、情緒與身體感覺的覺察，了解與其抹滅負面思考及編造正向思考，不如給自己機會去發現問題：**

- 我的想法只是想法，不等於我；
- 我的想法，也不等於現實；
- 是我的想法可怕，不是世界可怕；
- 是情緒糟，不是我很糟。

正念認知治療會鼓勵你這麼想：「主管好像特別針對我，這讓我情緒低落、胸口壓著大石頭、出現胃痛，但這只是『我的思考』，並不等於『我』，也不等於『現實』。」

正念認知治療已成功應用於反覆發作型的憂鬱症、預防憂鬱症復發、改善慢性疲勞症候群，以及防止有自殺意念者或嘗試者實行自殺，甚至英國國家衛生醫療品質標準署（NICE）也正式建議：正念認知療法，可應用於歷經三次以上憂鬱症發作的患者身上。

二〇一六年，我很榮幸參加牛津正念中心創辦人馬克．威廉斯教授，所主持的正念認知治療種子教師專訓。在這之前，我已應用正念認知治療協助許多受腦疲勞所苦的主管與員工，累積相當的臨床經驗。因看重正念力具精準智慧、簡明易行，具備極高的成本效益值，而有心想大量推廣到哀鴻遍野的職場中，後來得知牛津正念中心是全球培育正念認知治療人才的重要搖籃，便緊抓住機緣參加此重要訓練。

對正念認知治療有興趣的讀者，可進一步閱讀辛德・西格爾（Zindel V. Segal）等人所著的《找回內心的寧靜》（*Mindfulness-Based Cognitive Therapy for Depression, Second Edition*）。

09 為什麼你需要正念力？

當我將牛津正念中心的培訓所學，在日常生活中時時練習正念後，這才猛然醒悟，之前的自己竟如此焦躁不安：

- 呼吸短淺急促，助長了焦慮感。
- 在醫院裡走路的速度，竟然比台北捷運站裡的乘客還快。
- 吃飯只是為了把飯塞到肚子裡，囫圇吞棗，五分鐘就能嗑掉一個便當。
- 一心多用，忙了什麼事情，自己也沒印象。
- 每天十分忙碌，卻不知為何而忙。

正念力，就像是職場的「照妖鏡」，這隻妖不是公司裡的「慣老闆」、「豬隊友」或「奧客」，而是我們自己的心。

⚡急性子、沒耐心？你可能是職場「A型性格」者

台北二二八公園前，有一處斑馬線沒設立紅綠燈，行人等了很久，好不容易等到近處沒車，十幾個人便加快腳步通過。這時，一位年約六十歲、騎著腳踏車的女性也趕緊過馬路，冷不防地，一輛公車加速駛來，這位女士就活生生地在我眼前被巨大的公車身影給吞沒了！

還來不及叫出聲，我就看到肇事公車加速駛離現場，意欲搶快下個黃燈，而騎腳踏車的女士一邊大聲尖叫，一邊對著公車罵兩句，便往右邊的人行道騎遠了……還好，沒事！這樣危險的景象，每天都在世界各地發生過不知多少次。

上班族每天都在「趕下班」，但即使省下十分鐘，又如何？一旦出車禍，「被迫」入院療養，可能損失好幾個月的收入或一輩子殘障；若是自己肇禍，恐怕不只要負擔天價賠償，還可能面對牢獄之災，一輩子也還不完。

這種等不及的急性子，醫學上稱為「A型性格」（可見下頁圖3-2），最早由兩位心臟科醫生梅爾・費德曼（Meyer Friedman）與雷・羅森曼（Ray Rosenman）所發現，他們發現候診區的椅子總是被病人抓得體無完膚，為什麼呢？經過觀察，他們發現心臟病患者在等候看診時，往往非常不耐煩，時時巴不得衝進診間，可是又不能這麼做，只好摳抓椅子，發洩心裡的焦慮感。就是這種個性，讓A型性格者容易罹患心臟病！

在公司裡，你有以下行為模式嗎？

- 很心急，想要就要馬上要到；
- 很不耐煩，心浮氣躁；
- 要求別人馬上辦好；
- 動不動就罵人，很難冷靜下來；
- 咄咄逼人，不留情面；
- 無法等待；
- 決策草率，做事衝動；
- 想到什麼就講什麼，不顧後果。

你可能是職場A型性格者。

前述搶快的公車司機就是A型性格者。從開車的行為模式，就可以發現對方有無A型性格，例如超速、闖紅燈、加速搶黃燈、超車、蛇行、逼車等。此類駕駛行為，會為自己、乘客以及前後方車輛帶來極大的心理壓力，以及生命危險。

A型性格者可能被診斷有成人注意力不足過動症，或合併自戀型人格障礙症，他們的優

圖 3-2　A 型性格者的常見特質

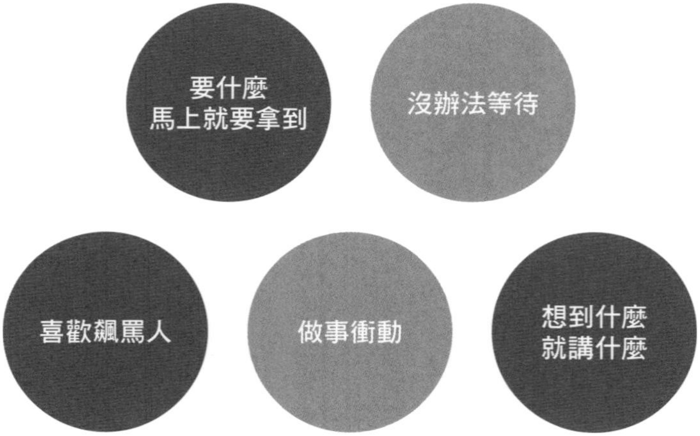
要什麼
馬上就要拿到
沒辦法等待
喜歡飆罵人
做事衝動
想到什麼
就講什麼

點是積極過人，精力充沛，在職場較易獲得成功，常成為管理階層。但也付出昂貴的健康代價，如嚴重自律神經失調、高血壓、心臟病、急性心肌梗塞、腦中風、恐慌症、焦慮症、憂鬱症等身心疾病。職場A型性格者，將能從接下來的正念練習中大大獲益！

你的心跳一分鐘跳幾下？

我受邀到企業進行演講時，總會問台下的主管與員工：「你心跳一分鐘跳幾下？」心跳每分鐘六十至一百下都算正常。有些人說跳六十下，有些人卻跳了一百下。你知道嗎？我們的心臟一輩子平均跳三十億下！這可能意謂：每分鐘跳得多的心臟，跳的時間也有限。就像剛買來的新手機，每天二十四小時拚命使用它，可能不到半年，鋰電池就報銷了。

A型性格者一方面攬了過多的工作量，一方面逼迫別人也逼死自己，數十年處於慢性壓力下，自己還渾然不覺，但身體是非常誠實而且敏感的，慢性壓力持續使腎上腺荷爾蒙過度分泌、交感神經亢進、副交感神經衰退、自律神經功能提早老化，和嚴重心血管疾病與壽命減短有關。但一切看起來——「只是」心跳有點快。

「衝！衝！衝！」你想要加速衝向死亡嗎？遇到大事該焦慮沒錯，可是雞毛小事、太平無事，也在焦慮。每天這樣埋頭死命地衝，搞到皺眉頭、拉肚子、高血壓，有必要嗎？

我常在捷運裡看到，每隔三分鐘，月台上就出現一場大規模路跑活動，一波一波的上班族集體衝向月台邊，衝向快要駛離的列車。每當閘門快關閉時，總有人用衝百米的速度闖進來，像一隻肥滋滋的大閘蟹被閘門夾住，動彈不得，警鈴隨之大叫。

我們永遠搭不到上一班車的。從容地搭下一班車，才是智者的選擇。

我推薦A型性格合併心跳加速者，多多練習第四章中的「腹式呼吸法」（可見第二二六頁），可以即時穩定壓力荷爾蒙，調節自律神經，降低心率。有需要就做，沒需要也做。若能長期進行「腹式呼吸法」，不僅能大幅減壓、提升健康，連A型性格也能自然改善！

再搭配本章正念練習技巧，你會發現：心跳慢下來很簡單，步伐變得從容，死神離你更遠了。

一定要做到最好，「完美主義」的你

曾經，我在街上看到一位年輕人的黑色T恤，上面白色字寫著大大的「HERO OR ZERO」（不是英雄，就是狗熊）。完美主義能夠激勵一個人，也能夠摧毀一個人，過度追求完美的結果，足以摧毀自身。

成功的科技人通常擁有完美主義性格，大腦二十四小時不關機。最著名的科技人養成神話是比爾．蓋茲連續七十二小時不睡覺，開發了DOS系統；賈伯斯閉關三天三夜，進行產品發表的預演，創造了蘋果手機傳奇。你正在閱讀這段文字的當下，仍有無數科技人視完美主義為典範，賣命拚搏中。

確實，完美主義「可以載舟」，創造完美的產品，帶來完美的聲譽與財富；但完美主義亦「可以覆舟」，帶來腦疲勞及嚴重後果。

過度完美主義，常會產生一種職場流行病——拖延症。當事者努力後，還是覺得做得不夠好，便開始鑽牛角尖，愈想愈焦慮，焦慮到不想做事；甚至開始逃避，也許開始整理家裡，也可能拿起手機玩遊戲，一下子，兩小時就過了，其實都在「裝忙」。等該交出成果時，卻一事無成。他不是不想認真，而是完美主義讓他原地踏步，終究沒辦法踏出「不完美」的第一步！

精神醫學稱這類型的人為「強迫型人格」（可見下圖3-3），嚴重者稱為「強迫型人格障礙症」。具有強迫

圖 3-3　強迫型人格者的常見特質

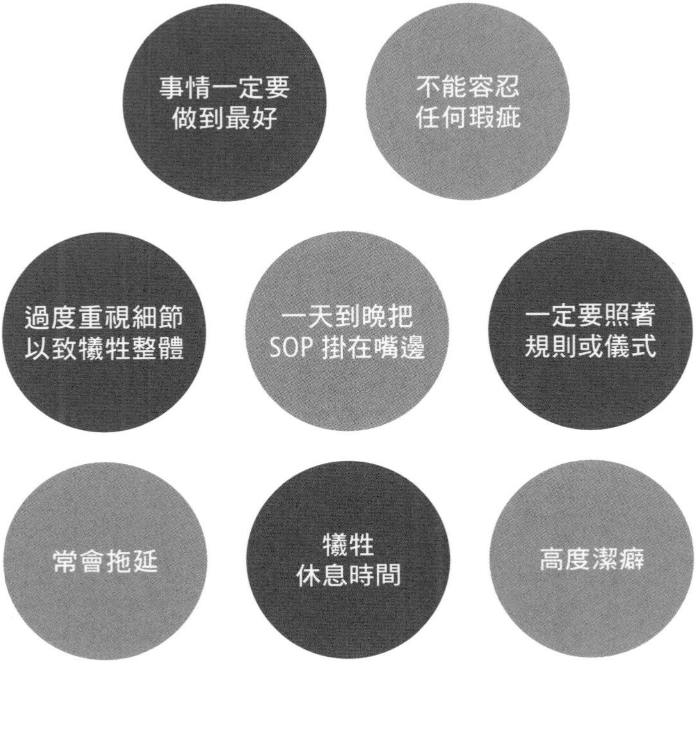
事情一定要
做到最好
不能容忍
任何瑕疵
過度重視細節
以致犧牲整體
一天到晚把
SOP 掛在嘴邊
一定要照著
規則或儀式
常會拖延
犧牲
休息時間
高度潔癖

型人格特質的上班族，自然傾向從事需要高度機械性、遵守規則、要求細節的工作，包括工程師、會計、律師、醫師等。

卸壓，給自己和他人喘息空間

強迫型人格者往往無法放鬆自己，一放鬆就緊張擔心會浪費時間。可以想見，他們給自己帶來的壓力有多大，若別人肩上背負的是五公斤的壓力，完美主義會把壓力放大成五公噸，當然更容易腦疲勞。

這種令自己辛苦，也讓旁人辛苦的性格，多與成長環境有關。這類型的人通常成長於父母控制強、刻板、無彈性的家庭，只有表現完美，才會被大人接納，因此習慣用高標準來逼迫自己。也因此在人際關係上，只能看到目標或利益，較難形成感情連結，或體會他人的感受與想法。

強迫型人格者若是主管，常有強烈控制欲，一方面亟欲控制員工，態度表現相當權威且固執僵化；一方面嚴格控制自己，壓抑情緒、拘泥細節，欠缺幽默感。他們絕不輕易休假，即使休假，也希望能夠自我學習或幫助業績成長；就算人都躺在夏威夷的海灘上，大腦還在思考專案計畫。

無論在家或外出度假，都一樣嚴以待人及律己，譬如放不下心讓家人做家庭清潔工作，堅持凡事都親力親為。簡單說，就是看不慣家人的所有行為。那麼，強迫型人格者要如何才能把肩上五公噸的壓力卸下呢？

我推薦強迫型人格者練習——安排完全不同於平常的活動，包括：

- 工作半小時就休息一次，到戶外散心十分鐘；
- 下班後和同事聚餐並且續攤；
- 偷懶一天不洗衣服、倒垃圾、拖地板；
- 假日放下一切，到郊外踏青。

再搭配本章的正念基礎練習與進階技巧，軟化僵化的性格，以靈活接應職場壓力的變化球。

數位分心！多工處理的你已「恐龍化」？

我發現了一種新疾病，叫作「單側大拇指抽搐症」。

在早上八點半的捷運上，一位三十歲的女性上班族站著，左手拉著天花板的拉環，右手大拇指每隔一秒鐘就出現兩次抽搐，持續很久，原來是在「滑」手機。

一開始她用手機看臉書，拇指規律地抽動，滑過一張張的美食、自拍照片，蜻蜓點水般地瀏覽（Surfing），出現大篇文字時，馬上就跳開了。接著，轉換到購物網站，快速滑動時裝、高跟鞋、彩妝品的頁面。很快地，她開了Line，一下子又開啟遊戲App……她看似專注，其實一直被新的內容給分心。

通勤時間如此，更別提上班的時候。**現代上班族平均每十一分鐘就會被短訊或臉書打擾一次；二十五分鐘之後，才能把心思完全帶回原來工作上，難以專注於工作，稱爲「數位分心」**。這可能導致下班時間延後、再延後，吃掉我們日益短少的休閒時間。

我們原本是為了寫工作結案報告才上網，卻習慣性地同時開啟五個程式與十個視窗，同時打開聊天軟體傳訊、線上遊戲掛網、收電子郵件、上臉書、聽音樂……全都在同一時間完成，看起來「好棒棒」！

然而，史丹佛大學研究團隊發現，這種**「多工處理」相當損腦。重度的多工處理者和輕微的多工處理者相比，在做認知測驗時，前者大腦反應時間明顯變慢**。這項發現登載於重要的《美國國家科學院院刊》。

這讓我想起，假使你踩住了恐龍尾巴，因為牠神經傳導太慢，經過一百秒後，恐龍的大腦還沒收到被踩的神經訊號，所以你能從容不迫地離開案發現場，留下莫名其妙的恐龍。難道上班族也要變成這樣嗎？

節省大腦備載能量，減輕腦疲勞

夜間的捷運上，一位四十歲西裝筆挺的上班族男性正在玩手機遊戲。遊戲裡，他化身美國海豹部隊隊員，在敘利亞執行狙擊恐怖組織的危險行動——此刻，他的腎上腺素爆表，心跳一分鐘跳一百八十下，呼吸一分鐘達到三十次，全身冒冷汗，肌肉僵直。

你白天過量的工作已經讓大腦相當疲勞，下班時間暴力電玩加碼刺激，每天大腦被迫加班四小時以上，甚至熬夜為你打電動。碰到例假日，你享受著「一例一休」、更肆無忌憚地大玩電動，卻沒有給大腦「一例一休」……長期剝削這位「大腦員工」的情況下，腦疲勞當然加速惡化，有一天大腦就「過勞死」了。

上班通勤時，玩玩手遊、殺殺時間，看似沒什麼大不了，事實上，這讓你一早情緒就煩躁不安，大腦思考能力變差，自我控制力削弱。開始上班後，難以專心工作，三不五時就想偷滑兩下手機，又加重了數位分心。

手機，真是不折不扣的「正念殺手」！

「大腦電力公司」的供電有限，「備載容量率」偏低，一旦進入高峰用電期，就很容易缺電，引發大停電。上班族正事還沒開始辦，「大腦電力公司」庫存不多的能量——三磷酸腺苷、必需營養素、神經傳導物質（如多巴胺）、正腎上腺素、血清素、乙醯膽鹼（Acetylcholine）等都被３Ｃ耗盡，這些**大腦燃料就是專注力**、**思考力**、**情緒力的靈魂**，一旦缺少，職場競爭力當然崩盤。

「正念力」可以讓大腦屏除不需要的認知干擾，隨時獲得充足休息，保存上述珍貴的大腦燃料，擁有瞬間工作爆發力。**這可說是大腦的「節能省碳」：燃燒最少燃料，產生最多能量**。再配合第四及第五章的睡眠及飲食方法，讓你的大腦再次強大！

10 基礎正念力，鍛鍊你的內在肌力

看到這裡，我想你已經迫不及待要修練正念力了！在本節中，我將教你六大基礎招式：正念呼吸、三分鐘呼吸空間、一顆葡萄乾練習、愉悅練習、艱辛練習、正念的一天。

第一式：正念呼吸

曾有一位科技業女性主管來找我，抱怨她白天疲倦、緊張、分心、頭痛，下班回到家就想躺在床上。但在床上「煎魚」（翻來覆去）到半夜，還是睡不著，已經超過半年。我引導她進行五分鐘的「正念呼吸」時，她竟然「不小心」睡著了。回公司以後勤加練習，跟我反應她不僅學會放鬆、好睡，精神也變好了。

如果上班族在白天的時候，連清醒地專注呼吸或專心五分鐘做事，這麼簡單的事情都沒辦法，反映出腦力不足，白天工作效率差、晚上睡不好也是當然的。

正念呼吸能夠為你帶來真正的放鬆。放鬆能幫大腦充電，是舒壓的關鍵、更是睡眠的關鍵。即使是專注力薄弱、患有拖延症的上班族，也能藉由正念呼吸培養專注力。

主要作用

正念呼吸能夠幫助放鬆情緒、鍛鍊專注力、培養一次做一件事的習慣，用從容不迫的速度執行。對簡單的事也能充分體驗、保持好奇心，進而創造豐富的生活樂趣。

適用對象

- 容易恐慌、肌肉緊繃，甚至一緊張就拉肚子或有尿意的焦慮族；
- 急性子、心煩氣躁、愛發脾氣的A型性格者；
- 專注五分鐘就有困難、沒辦法專心工作的分心族；
- 有事滑手機、沒事也滑手機的低頭族；
- 心猿意馬，心思一直飄移的三心二意族；
- 罹患拖延症、每天自責的悔恨族；
- 晚上不好睡、白天掛兩顆黑眼圈的貓頭鷹族。

步驟與動作

STEP 1

放鬆地坐在椅子上（或平躺在床上），雙腳平踩在地上（如果躺在床上，雙腳自然放鬆平放）；上半身保持挺直或輕靠椅背。準備好後，閉上眼睛。（暫停十秒鐘）

將注意力集中在雙腳與地面（或床板）接觸處，覺察此處的感受。（暫停十秒鐘）

STEP 2

將注意力慢慢地轉移到鼻子，感覺每次吸氣時，空氣經過鼻腔，進入身體；吐氣時，空氣經過鼻腔，離開身體的感覺。全心全意專注於呼吸。

就像潮汐來去一樣地自然呼吸，不需要用任何方法來控制呼吸，全心體驗就可以了。保持一顆好奇心，將注意力完全集中於呼吸。（進行五分鐘）

STEP 3

有時你會發現注意力跑到別的地方去了，可能是被外面的聲音吸引或是內心的雜念，無論是什麼，都沒有關係，慢慢把注意力帶回來，集中在呼吸上。

把呼吸當作從船上拋下的錨，分心時，讓自己定下來，能夠再回到此時此刻。請記住專注於呼吸的美好感覺，把這個感覺帶進你一天裡的每一分、每一秒。

當你準備好時，在心裡從五倒數到一之後，做一次深呼吸，然後睜開眼睛。

練習紀錄

以下是正念呼吸練習的紀錄表（可見下頁表3-3），讀者可自行重複列印此頁，做為每天的紀錄。

請你每天早上（例如通勤時間）、中午（吃完飯的午休時間）、睡前（上床前十分鐘坐在書桌前）時，皆可練習，而且都要記錄，簡單寫下過程中的感受與體悟。

張醫師的小叮嚀

上班族做正念呼吸練習時，最常見的反應是——睡著。如果真的睡著了，無須責怪自己或責怪這個練習，這反應出你有腦疲勞、生理時鐘混亂、夜間睡眠時數不足、睡眠品質不佳的狀況。

有些人甚至不知道自己已經有了睡眠呼吸中止症、嗜睡症等疾病。我將在第四章中為你介紹，並且建議改善方式。（請於商業周刊YouTube頻道https://www.youtube.com/user/bwnet中，搜尋「張立人醫師」，聆聽指導語。）

ϟ 第二式：三分鐘呼吸空間

當你在公司裡遭逢壓力，譬如老闆交代新任務時，你因毫無經驗而不知所措；或是和同事發生人際衝突，猶豫著要嗆聲還是忍讓，「三分鐘呼吸空間」練習能夠讓你回過神來，保持放鬆又清醒

表 3-3　正念呼吸紀錄表

日期	正念練習項目	過程中的發現	我的正念體悟
	正念呼吸 （早上）		
	正念呼吸 （中午）		
	正念呼吸 （睡前）		

的狀態。在身心放鬆下，有智慧地回應職場挑戰。

主要作用

當壓力降臨，你心煩意亂、腦袋空白，或者想衝動行事，這個練習可以讓你遠離混亂情緒，恢復清晰頭腦，冷靜從容地面對挑戰。

適用對象

- 遇到事情就焦慮慌張的魂不守舍族；
- 總是擔心接下來會有麻煩事的杞人憂天族；
- 急性子、衝動行事、愛發脾氣的A型性格者；
- 自我要求過高、把自己弄得喘不過氣的自虐族；
- 過度討好主管、同事或客戶的曲意逢迎族；
- 一直覺得做錯事、責怪自己的悔恨族；
- 常感覺頭痛、肩頸痠痛、胃痛、生理痛的生病候選人；
- 罹患拖延症、一煩就低頭滑手機的逃避主義者；
- 不知變通、為了細節而犧牲結果的完美主義者。

步驟與動作

STEP 1

請放鬆地坐在椅子上（或平躺在床上），雙腳平踩在地上；上半身保持挺直或輕靠椅背。準備好後，閉上眼睛。

第一分鐘，練習覺察：「你的心中感覺到什麼？出現什麼想法？」試著覺察所有的感覺，不管好或壞、舒服或不舒服。

若感覺有些不舒服，不要急著推開它，練習去接納不舒服，對它說：「喔，你在這裡，就長這個樣子。」

STEP 2

第二分鐘，專注呼吸：感覺每次吸氣時，空氣經過鼻腔，進入身體；吐氣時，空氣經過鼻腔，離開身體的感覺。全心全意專注於呼吸。

如果注意力跑掉了，沒關係，慢慢把注意力帶回到呼吸上。

STEP 3

第三分鐘，將呼吸擴展到全身：吸氣時，把感覺帶到身體上緊繃、疼痛或不舒服的地方，察覺到這些地方了嗎？

呼氣時，把這些負面感覺帶離身體。

做完三分鐘呼吸空間，告訴自己：「不管事情如何變化，都沒問題，我一律保持開放的心。」覺得自己準備好之後，在心裡從五倒數到一，再做一次深呼吸，然後睜開眼睛。

練習紀錄

以下是三分鐘呼吸空間的紀錄表（可見下頁表3-4），讀者可自行重複列印此頁，做為每天的練習紀錄。

一天當中，不管你是在公司或是在家裡，當遇到職場壓力、人際衝突，或身體不適時，就可以加以練習並記錄，簡單寫下過程中的感受與體悟，用有智慧的方式回應所有挑戰。

張醫師的小叮嚀

三分鐘呼吸空間是身心擴展的歷程，從專注一個點，延伸到整個面。

在第一分鐘，觀察內在的感受、想法與身體感覺，也許會發現一些自我批判的內容，請學習辨識與接納；在第二分鐘，請專注於呼吸；第三分鐘，請將注意力擴展到整個身體。這可以協助我們用放鬆與覺察的方式，面對壓力。

表 3-4　三分鐘呼吸空間紀錄表

日期	正念練習項目	過程中的發現	我的正念體悟
	三分鐘呼吸空間（第一次）		
	三分鐘呼吸空間（第二次）		
	三分鐘呼吸空間（第三次）		

ϟ第三式：一顆葡萄乾練習

有一次我在某大型企業帶領上班族進行「葡萄乾練習」，一位五十歲男員工從我手上拿到這顆葡萄乾時，抱怨：「拜託，我一輩子吃的鹽比你吃的米還多，吃東西還要你教嗎？看著，就是這樣吃！」說時遲，那時快，咕嚕一聲，葡萄乾從此不見天日。

我只好再補發一顆葡萄乾給他，並請其他同事嚴加看管這顆葡萄乾，十五分鐘的練習後，他大嘆：「一顆小小的葡萄乾竟可以如此美味，療癒我的身體和心靈。雖然每天工作都很累，但人生是有希望的！」他發現自己的感官竟可以如此敏銳，「無足掛齒」的日常食物，竟能帶來快樂與豐富感受，激發感恩的心。

而這個練習又會為平常忙碌的你，帶來什麼感受呢？

主要作用

這是一個「正念飲食」（Mindful Eating）的練習。許多上班族三餐外食，習慣重鹹，而且常常一邊吃飯、一邊滑手機，完全不知道自己吃了什麼、味道如何、吃飽了沒。若沒有手機的聲光刺激，好像自己就不會吃飯了。透過這個練習，可以喚回感官的敏銳度，在早已習慣的工作中也能體驗快樂。

為何飲食覺察力低，會導致肥胖？

美國西雅圖曾進行職場肥胖預防計畫，華盛頓大學分析資料發現，當員工壓力感受愈高，飲食的覺察力愈低，活動與走路時間也會愈少。而且當人們飲食的覺察力愈低、壓力感受變高時，攝取的蔬果量就愈低、速食產品就變多，最終導致肥胖。

換句話說，壓力大時，我們往往會不自覺地吞食垃圾食物，這類食物高熱量卻營養密度低，短時間內能刺激大腦產生多巴胺，帶來快感。

但十分鐘囫圇吞棗後，肚子飽脹、血糖上升，腦中的下視丘發出訊號，告訴你：「夠了，不要再吃了！」不好意思，你已經嗑進整塊大披薩到胃裡，來不及阻止了。這塊披薩很快變成「血糖海嘯」，儲存為肥油，盤據你的體內。

反之，我們只吃一小片披薩，專心吃、慢慢吃、享受地吃。同樣十分鐘後，肚子飽脹、血糖上升，腦中的下視丘也發出訊號，告訴你：「夠了，不要再吃了！」這時，你只吃進約八分之一的大披薩，「限量版」的血糖給細胞用剛好，沒有多餘的份量可以形成肥油，當然就不會發胖。

光用正念就可以減肥！

這正是我成功減重的祕訣之一。一顆葡萄乾練習不僅能幫你找回「千金難買」的快樂之外，還能幫助你減肥。

適用對象

- 自我要求過高、把自己弄得喘不過氣的自虐族；
- 過度討好主管、同事或客戶的曲意逢迎族；
- 負面情緒（焦慮、憂鬱、易怒）纏身的擺臭臉族；
- 拚命把食物塞到嘴裡的囫圇吞棗族；
- 沒在注意食物滋味、氣味、顏色的食不知味族；
- 明明飽了，還在繼續吃的暴飲暴食族；
- 喜歡一邊滑手機，一邊吃東西的心不在焉族；
- 壓力與負面情緒一來，就特別愛吃東西的滿腹辛酸族；
- 沒辦法抗拒甜點、含糖飲料、餅乾誘惑的食慾薰心族。

步驟與動作

STEP 1

把自己當作火星人，完全沒看過葡萄乾。假設第一次拿到葡萄乾、將它放在手上，仔細觀察它。觀察葡萄乾的表面，包括形狀、顏色、光澤、紋路、皺摺。仔細觀察它的每一個細節，彷彿自己從未看過般。把葡萄乾翻過來，再仔細觀察一遍。

腦中也許會出現一些念頭，例如「這個練習真的很怪！」「這樣看很尷尬吧？」……怎麼想都沒關係，覺察這些想法，把注意力拉回葡萄乾上。

STEP 2

想像這顆葡萄乾，是怎樣來到你手上的。把葡萄乾放在鼻子前，仔細感覺它的氣味。

把葡萄乾拿到嘴邊，感覺你的手和手臂如何精準地完成這個動作。覺察葡萄乾和你的嘴唇碰觸的感覺。

STEP 3

把葡萄乾放進嘴裡，先不要咬它，覺察它和口腔接觸的感覺，用舌頭翻動、探索它的形狀。

輕輕地咬一下，察覺葡萄乾散發出來的味道。

開始正常地咀嚼葡萄乾，感受它分解開來時，唾液的分泌，覺察味道和剛剛有何不同。

吞下葡萄乾，感覺它經過咽喉、食道，一直到胃。覺察當自己的身體，多了一顆葡萄乾，會有何改變。

練習紀錄

以下是一顆葡萄乾練習的紀錄表（可見下頁表3-5），讀者可自行重複列印此頁，做為每天的紀錄。

在早餐、中餐、晚餐時的空檔，加以練習並記錄，簡單寫下過程中的發現與體悟。若沒有葡萄乾，也可以眼前其他食物取代，如蘿蔔、香菇、腰果等。若平日行程繁忙，可改為假日練習。

表 3-5　一顆葡萄乾練習紀錄表

日期	正念練習項目	過程中的發現	我的正念體悟
	一顆葡萄乾練習（早餐）		
	一顆葡萄乾練習（中餐）		
	一顆葡萄乾練習（晚餐）		

張醫師的小叮嚀

有次我在一家大型會計公司帶領葡萄乾練習，進行大團體回饋時，一位女性主管咬牙切齒地說：「張醫師，我生平最痛恨葡萄乾，結果你叫我吃葡萄乾，還要吃十五分鐘！」

在場上百名員工轉過頭望著我，想看看我如何給她「精神賠償」。她接著說：「可是，現在我發現葡萄乾還不難吃，我不知道先前為何討厭它。感謝你，張醫師！」

葡萄乾練習幫她打破了長期的偏見，這是多麼不容易的任務啊！關鍵就在於，我們不再逃避負面感覺，學會觀察它、體驗它、接納它，終而培養出與事物的親密感，每天都能為單調的職場生活塗上彩色。

研究還發現這種正念飲食訓練，不僅提高了飲食覺察力，員工也會自動攝取較多蔬果、減少吃速食，幫助改善職場壓力以及減重。

⚡第四式：愉悅練習

「不快樂」在職場中像瘟疫般蔓延，不分階級地感染主管與員工。

一開始，你以為自己不快樂，是因為沒錢、沒權勢的關係，於是埋首奮鬥，終於成為大老闆，入住豪宅，抵達傳說中「窮得只剩下錢」的境界，卻依然不開心。沒想到，沒錢的人不快樂，有錢人也不快樂。

心理學研究已經發現：快樂和有錢、沒錢關聯不大。快樂的人，是因為懂得數算自己的幸福；不快樂的人，只會數算自己的不幸。

主要作用

透過愉悅練習，可以幫助我們懂得擁抱自己已有的幸福，即使工作、家庭或經濟有壓力，仍享有快樂的天賦人權。

快樂是一種能力，不論有壓力、沒壓力，你都擁有快樂的能力。

適用對象

- 負面情緒（焦慮、憂鬱、易怒）纏身的擺臭臉族；
- 每天都很忙、十年下來存款卻沒有增加的窮忙族；
- 自我要求過高、把自己弄得喘不過氣的自虐族；
- 過度討好主管、同事或客戶的曲意逢迎族；
- 急性子、衝動行事、愛發脾氣的A型性格者；
- 常感覺頭痛、肩頸痠痛、胃痛、生理痛的生病候選人；
- 遇到事情就焦慮慌張的魂不守舍族；

- 總是擔心接下來會有麻煩事的杞人憂天族。

步驟與動作

愉悅練習，可以幫助我們找回快樂的主導權，而非執著於未來、金錢，讓自己活得忙亂不堪。

請回想最近一次令你感覺愉快的經驗，專注地覺察它後，自問以下問題，幫助自己覺察愉悅的細節。

以下練習案例（可見下表3-6），我先以自身經驗分享，接下來你們可以利用空白表格，自行練習看看哦！

表 3-6　愉悅練習範例

這是怎樣的經驗？（舉出實例）	二〇一八年七月，中颱瑪莉亞襲台前一天，台北已經衝破一百二十二年來紀錄的氣溫，再度飆升超過攝氏38.5 度，似乎鐵了心要連破溫度紀錄。蔚藍的天空沒有半片雲，所有紫外線都射進你的體內，全身像是快著火一般。
經驗當下，我有怎樣愉快的感覺？	雖然熱，但有一種真實活著的感覺。心裡覺得溫暖。
我的身體有什麼感覺？	身體很放鬆。
當下我有什麼想法與行動？	天空不是傳說中的「海軍藍」嗎？曾聽聞霾害嚴重的北京，在其國慶日前數百間工廠停工，五百萬輛註冊汽車有一半不能行駛，連續兩週，慶典當天終於出現「海軍藍」。但在台北，所有細懸浮微粒（PM2.5）和雲霧，花不到一天時間，都被吸到數百公里外的颱風裡。
回顧當時，現在的想法又是如何？	後來，颱風的狂風暴雨在一夜之後就過去了，太陽、藍天、白雲依舊對我們微笑。我想到：「感恩自然、讚嘆自然。」

練習紀錄

以下是愉悅練習的紀錄表（可見下頁表3-7），讀者可自行重複列印此頁，做為每天的紀錄。

一天當中，當發生讓你覺得有趣或愉快的事，就趕緊記錄下來。寫下過程中的內心感受、身體感覺、想法與行動，並於事後反思當時經驗，也許會有不同想法，而能儲存未來面對痛苦的本錢。

張醫師的小叮嚀

曾有一位大老闆感慨地說：「我願意花掉三分之二的財富，只要能找回快樂！」其實，找回快樂並不需要金錢，他只需要靜下來，向「自己」好好學習。

還記得小時候的「自己」嗎？那時候，快樂很簡單。對小孩來說，「赤子之心」一點都不困難，那就是正念，但對於大人來講，就需要高超的智慧，但小孩或大人，不都是「自己」嗎？

當一件好事和一件壞事同時出現在眼前，我們常只去看那件壞事。正向思考是一種珍貴的能力，需要透過大量的愉悅練習來修練。

我建議常被老闆K的上班族，有時可以這樣想：「今天老闆是不是發神經了，怎麼沒有K我？」好好珍惜這開心的一天。

快樂是正念最常見的「副作用」，你不用鑽研如何「趨吉避凶」、「離苦得樂」，只要逐日累積愉悅經驗，自然會快樂。

表 3-7 愉悅練習紀錄表

這是怎樣的經驗？ （舉出實例）	
經驗當下， 我有怎樣愉快的感覺？	
我的身體有什麼感覺？	
當下我有什麼想法 與行動？	
回顧當時， 現在的想法又是如何？	

誰是世界上最快樂的人？

你認為，誰是世界上最快樂的人？

答案是：馬修．李卡德（Matthieu Ricard）。

他是誰？他是法國籍僧侶，原是世界知名的巴黎巴斯特學院（Pasteur Institute）分子生物學博士，諾貝爾醫學獎得主的高徒。二十六歲時，多才多藝的他發現，再優異的科學與藝術仍是空虛，生命缺少了很重要的某種東西。透過紀錄片，他看到修行者異於常人的力量與智慧，於是拋下一切，前往西藏拜師修行。

他在尼泊爾的小屋閉關，每天清晨打坐時，感受自己內心的平靜，與大自然的寧靜融合為一，感到無比滿足。

他把心路歷程寫在《僧侶與哲學家》（*Le moine et le philosophe*）一書中，意外在法國狂銷三十五萬冊，翻譯為二十一國語言，清心寡慾的他一夕成名，「富」從天降，他卻將版稅全數捐贈給亞洲人道及教育基金會。

美國威斯康辛大學麥迪遜分校神經醫學家理察．戴維森（Richard J. Davidson），用功能性核磁共振檢測他和一群僧侶的大腦，發現他們進行慈愛冥想時，左前額葉γ（Gamma）腦波劇增，這部位和正向情緒有關，且γ腦波頻率通常在四〇赫茲，也和幸福感有關，顯示其快樂遠超乎常人。

原來，世界上最快樂的人不是每晚開跑車到夜店喝酒把妹的富二代，更不是《富比世》（*Forbes*）排行榜上的世界首富，而是內心寧靜而滿足的修行者。

ϟ第五式：艱辛練習

有一次工作出了狀況，我籠罩在強烈的無力感與危機感中，晚上失眠了。腦中想到「最壞的劇本」：可能無法繼續工作。

那麼，我還可以做什麼？

- 可以安排出國長途旅行，至少半年時間，這是有工作時無法安排的。
- 可以把心中想寫的三本書，用一年時間一次寫完，不要再一年拖過一年。
- 可以出國進修另一項醫學專長，一年後回到職場，又更具競爭力。

思考後，我就昏沉地睡著了。還好，事後化險為夷，當初「最壞的劇本」的想像並未發生，反而變成「愉悅紀錄」。

現在，我每天上班都在做「大預言」：「今天我能夠安全下班嗎？」「今天晚上我能放心睡覺嗎？」感覺就好像買了「史上最高獎金」的大樂透，等著開獎。

然而我發現：大多數時間，答案都是——「安全」、「可以放心入睡」。

容易焦慮、憂鬱、生氣的人，潛意識裡都預期：壞事會發生。然而，壞事發生的實際機率，其實比想像中小得多。這實在太開心了，不是嗎？

主要作用

你刻骨銘心的艱辛經驗可以成為被解剖的對象。這能幫助你從被動立場化為主動姿態，覺察痛苦、接納自己之後，產生面對未來的大勇氣。

適用對象

- 容易恐慌、肌肉緊繃，甚至一緊張就拉肚子或有尿意的焦慮族；
- 急性子、心煩氣躁、愛發脾氣的A型性格者；
- 負面情緒（焦慮、憂鬱、易怒）纏身的擺臭臉族；
- 遇到事情就焦慮慌張的魂不守舍族；
- 總是擔心接下來會有麻煩事的杞人憂天族；
- 常感覺頭痛、肩頸痠痛、胃痛、生理痛的生病候選人。

步驟與動作

覺察最近一次令自己感覺不愉快的經驗，自問以下問題，幫助自己專注地覺察艱辛的細節。以下練習案例（可見下頁表3-8），我先分享自身經驗，接下來你們可以利用空白表格，自行練習。

表 3-8　艱辛練習範例

這是怎樣的經驗？（舉出實例）	有一次，我做了不理想的醫療處置，事後有點懊悔。
經驗當下，我有怎樣愉快的感覺？	心裡很茫然，感覺活在伸手不見五指的迷霧中。
我的身體有什麼感覺？	即使是週末休假，來到美麗的淡江中學散步，感覺卻像行屍走肉，沉浸在煩惱中，身體沒有感覺。
當下我有什麼想法與行動？	不斷責備自己。心中不時出現「最壞劇本」，覺得自己完蛋了。
回顧當時，現在的想法又是如何？	·擔憂時，就好好地擔憂，一整天都擔憂也行，這是人性。擔憂夠了，深夜上床時，比較能放下這些擔憂。 ·擔憂也意味著接納，這就是最壞的狀況了，只能接受，要不然還能怎麼辦呢？ ·也許有一陣子都會愁雲慘霧，但多少次爛事發生，幾乎都過去了。許多悲慘經歷，當時多麼椎心蝕骨，但現在叫我回想，竟然都忘光光了。這真是不可思議，「遺忘」真是上天賜給人類最珍貴的禮物！ ·未來，總有撥雲見日的一天，也許是下個月，也許是明年，都值得期待。

練習紀錄

以下是艱辛練習的紀錄表（可見下頁表3-9），讀者可自行重複列印此頁，做為每天的紀錄。

一天當中，如果發生讓你覺得有壓力或不愉快的事時，與其一直鑽牛角尖，不如透過記錄沉澱自己，寫下過程中的內心感受、身體感覺、想法與行動，並於事後反思當時經驗，也許會有不同看法，而能醞釀面對痛苦的勇氣與智慧。

表 3-9 艱辛練習紀錄表

這是怎樣的經驗？ （舉出實例）	
經驗當下， 我有怎樣愉快的感覺？	
我的身體有什麼感覺？	
當下我有什麼想法 與行動？	
回顧當時， 現在的想法又是如何？	

張醫師的小叮嚀

當我帶領企業員工進行艱辛練習時，發現最常導致痛苦的「心結」如下：

- 遇到困境，就想要逃避。
- 痛苦的經驗，記得特別清楚。
- 愉悅的經驗，很快就忘記。
- 在人際關係中，陷入弱勢的一方。

當我們運用這項練習來察覺自己的情緒、思考及行為，並透過正念面對時，每一次的艱辛都不再是命運的惡意打擊，而是鍛鍊高強「正念力」的必修學分。

生命就像流水一樣，在苦難與挫敗的叢山峻嶺間，看似繞不出去，終究有一天會找到出路，海闊天空。就像二〇一五年侵襲台灣的強颱蘇迪勒，風聲如鬼哭神嚎，像巨人般劇烈搖晃台北一〇一大樓，尖頂竟產生了一公尺的位移！巨大的聲響讓人們無法安睡。但隔天颱風遠離，街上半點風都沒有，比平日更安靜。

這就是正念，歷經災難、憂愁、絕望的狂亂暴風圈，太陽終會露臉，生活回歸平安。許多時候，我們總以為面對天底下最嚴峻的困難，但透過正念練習，覺察自我、身體與感受，沉靜下來就會發現，生命中的艱辛總帶著喜樂之禮。

第六式：正念的一天

上班族是怎樣把自己搞成腦疲勞、憂鬱症或心臟病的呢？

你可以回想自己的一天，每天在工作中不斷耗損，也缺乏活動滋養自己，下班後想要放鬆精進，卻習慣性地拿出手機玩電動、追劇、看臉書等，雖然帶來興奮感，卻消耗了僅存的大腦資源，讓腦疲勞更嚴重。

相反地，在自己的一天中，盡量減少耗損活動，增加滋養活動，才能讓大腦與身體維持最佳狀態，再造事業高峰。

主要作用

正念的一天，可以幫助你看到：每天你有哪些耗損活動？有哪些滋養活動？

當你每天耗竭活動多、滋養活動少，身心當然失衡，進入惡性循環，逐步出現睡眠問題、缺乏活力、疼痛、內疚、毫無樂趣、憂鬱心情等，最終就是憂鬱症以及嚴重的身體疾病，被稱為「耗竭漏斗」（Exhaustion Funnel，情緒持續走下坡的人，不斷流失可以儲備能量的休閒嗜好，讓生活圈變得愈來愈小，就像一個漏斗。更多的負擔與壓力導致嚴重的心力耗損，就像漏斗愈來愈狹窄，當事者就愈有可能崩潰）。

這個練習可以幫助你開始做調整。

適用對象

- 自我要求過高、把自己弄得喘不過氣的自虐族；
- 過度討好主管、同事或客戶的曲意逢迎族；
- 不知變通、為了細節而犧牲結果的完美主義者；
- 負面情緒（焦慮、憂鬱、易怒）纏身的擺臭臉族；
- 有事滑手機、沒事也滑手機的低頭族；
- 心猿意馬，心思一直飄移的三心二意族；
- 每天都很忙、十年下來存款卻沒有增加的窮忙族；
- 急性子、衝動行事、愛發脾氣的A型性格者；
- 常感覺頭痛、肩頸痠痛、胃痛、生理痛的生病候選人。

步驟與動作

STEP 1 寫下自己一天的行程

記錄自己一天的行程，並覺察這些行程哪些是耗損的或是滋養的？再將滋養的活動分成帶來放鬆而愉快的，以及帶來掌控或成就的。如果你感到該活動既有耗損又有滋養，譬如洗衣服，以兩相抵銷的結果為準。

可見下頁表3-10為示範表格，你可以從中參考後，在練習紀錄表的空白處，寫下自己的日常行程。

STEP 2 如何減少耗損活動？

以下是我藉由記錄自己的一天後，覺察耗損的活動，並進而想出的解決方法。你可以透過寫下自己日常行程，從中發想對策。

- 看完電視劇，感到腦袋有點累，就應考慮減少追劇的次數。
- 開車上下班，每次都塞車，身體累，心情又煩躁，改搭大眾交通系統上下班。
- 專心辦公，減少滑手機、拖延時間，才能夠提早下班休息。

STEP 3 如何增加滋養活動？

以下是我藉由記錄自己的一天後，覺察滋養的活動。你可以透過寫下自己日常行程，從中發想滋養活動。

- 每天傍晚慢跑半小時。
- 搭乘捷運時，練習正念呼吸。
- 安排半小時好好吃完早餐，再去上班。

表 3-10 正念的一天範例

寫下你的日常行程	耗損的	滋養的（放鬆而愉快）	滋養的（掌控或成就）
起床	◎		
盥洗			◎
吃早餐		◎	
開車上班	◎		
晨會報告	◎		
辦公	◎		
和同事一起午餐		◎	
滑手機、追劇	◎		
午休		◎	
辦公	◎		
開車下班	◎		
和家人一起晚餐		◎	
看電視新聞		◎	
處理未完成公務	◎		
自修第二專長			◎
玩手機遊戲	◎		
洗衣服、清潔打掃			◎
上床睡覺		◎	

練習紀錄

以下是正念的一天紀錄表（可見下頁表3-11），讀者可自行重複列印此頁，做為每天的紀錄。

請先寫下你一天的行程、區分該活動是耗損的？或滋養的？滋養的活動是放鬆愉快的，或是帶來掌控與成就感的。接著想想：如何減少耗損活動？如何增加滋養活動？

STEP 1 寫下自己一天的行程

先利用下頁表3-11，記錄下一天的日程後，再進行第二及第三步驟。

STEP 2 如何減少耗損活動？

STEP 3 如何增加滋養活動？

表 3-11　正念的一天紀錄表

寫下你的日常行程	耗損的	滋養的（放鬆而愉快）	滋養的（掌控或成就）

張醫師的小叮嚀

昨天下班途中，你有發現什麼有趣的事嗎？

最近我下班步行回家時，無意間發現路旁的機車車牌號碼挺有趣的：

VIP-555：VIP，就是「我我我」，當然好。

ATM-168：太棒了，車子就是「提款機」。

CRY-748：打算一路「哭」到公司，再一路「哭」回家？

SEX-696：真是「性」趣盎然，還不趕快把車牌換掉?!

IUD-520：正是子宮內避孕器的醫學縮寫……。

這些發現為我帶來意想不到的樂趣，減輕了腦疲勞，是我的滋養活動之一。

11 實戰正念力，迎接職場與家庭挑戰

經過「基礎正念力」的訓練，相信你的正念力引擎已經全速運轉，但接下來想要飛上天空，遨遊四海，又是另一回事，這是現實生活的真正考驗。

本節的「實戰正念力」將透過更生活化的練習，分享我的臨床與生活經驗，讓你在職場與家庭生活中，更有信心能悠遊自在。

場景一：正念紅綠燈

不知你一天中經過幾個紅綠燈？會等待幾次呢？你都怎麼等待這段時間？正念紅綠燈，協助你在每次等紅燈時運用正念。

就在每一次等紅綠燈時，練習找回正念力，面對自己的負面情緒、整理思緒，喚回合理想法，把自己從疲勞危機中拉回！

你我的日常

端午節過後，陰溼的梅雨季節遠離，豔陽高照，鳳凰花如火焰盛放；六月底中午的台北就像個巨型人肉蒸籠，再多的陽傘、再少的衣服，都無法阻擋熱氣在身上燃燒，感覺紅綠燈等得特別久，難不成是酷熱天氣讓我有這種感覺？

剛看完病的老人家，還有覓食的學生們低著頭、皺著眉，雙雙直接闖紅燈衝過馬路，遁身到對面的騎樓下，而對面的手搖杯飲料店已經大排長龍。一位西裝筆挺的上班族多等了五秒鐘，也受不了直接走過去。

一位爸爸牽著小孩的手，想準備闖紅燈，突然間孩子說：「可以這樣嗎？紅燈耶！」聞言，爸爸馬上停下來，和孩子一起等綠燈，其他人還是不耐煩地越過他們，闖越馬路。

終於綠燈了。此時，爸爸牽著小孩的手走過馬路，兩人臉上的表情相當愉快。我看到爸爸頭上有些異樣，原來是一大片粉紅色的斑塊，像夏威夷的火山熔岩，緩緩地往下方的脖子流瀉，因太過黏稠而暫停了。

顯然，他是乾癬症的患者，過熱可能加重病情——他是最有理由闖紅燈的人，但他為了當兒子的好榜樣，沒有像其他人一樣搶過馬路。

當大人紛紛違規時，只有一個孩子守法，不心急、能等待、不盲從，依照自己的判斷，堅持下來，這就是正念力的展現。

我的正念體悟

在等待紅綠燈時，你我往往會因心急、無法等待、盲從，於是衝動地闖紅燈。許多交通意外都是「逞一時之快，後悔終身」，正因為缺乏正念力而導致。可是，大家雖然都知道闖紅燈是違規的，但還是會「知法犯法」：

- 因為熱很不舒服。
- 因為等待是浪費時間！
- 因為心裡很急嘛！
- 因為別人都可以過，為什麼自己不行？
- 因為……

太多的「因為」引誘我們闖紅燈。說實在的，許多人會感覺守法等紅燈的人真是「蠢」到不行！熱、不舒服、浪費時間、心急……但我們能夠拒絕這些誘惑而不行動嗎？不到六十秒的時間有這麼漫長嗎？難道連一分鐘都無法等待？

大人們丟失了曾經擁有的正念力，衝動行事成了習慣。

期待我們能在每一次等紅綠燈時，向前文中的孩子學習，好好把握這覺察、展現並修練正念力的好時機！

正念紅綠燈練習

最近在等紅綠燈時——

● 我的行為如何？

● 我的心情如何？

● 我的身體狀態如何？

● 我的想法如何？

學習正念後，我會怎麼過紅綠燈？

ϟ 場景二：正念滑手機

手機是你的益友？還是損友呢？前文提到過度使用手機，帶來的手指抽筋、數位分心、多工處理，造成工作效能的持續低落，以及腦疲勞。

「正念滑手機」可幫助你覺察自己的狀態，用智慧的方式來運用手機。

你我的日常

一位三十五歲的知名科技大廠男性工程師，最近半年出現心慌、焦慮、易怒、難以入睡、淺眠易醒、呼吸不順、喉嚨哽塞感、口乾舌燥等症狀，在太太陪同下來找我。透過檢測顯示其自律神經功能相當於八十歲，而且交感神經過低，屬於長期慢性壓力的嚴重病理形態。

我除了安排完整的功能醫學檢測，釐清其自律神經失調的關鍵病因（在第五章中將詳細介紹），並引導其演練正念呼吸，沒想到進行還不到兩分鐘，他就說：「我受不了了！我的心很慌、喘不過氣，我要停止。每天晚上我一躺到床上，這種感覺也會出現。」

正念呼吸是放下手邊一切，以放鬆心情專注呼吸的練習，每晚躺上床睡覺應該是很放鬆的時刻，為何他反而感到焦慮呢？

我問他：「平常你都怎麼放鬆自己呢？」

他說：「我白天很忙，晚上下班後，就玩手遊三個小時直到上床睡覺。很難入睡、或者半夜起來時，我也起床玩手遊殺時間，但很奇怪，一打整晚都沒辦法睡。」

我再問：「除了玩手遊之外，還有其他放鬆方式嗎？多說一些。」

他說：「不然就在手機上追劇、看電影……或者，把公司案子的程式碼拿出來繼續寫。總之，零碎時間也要有收穫，不要浪費時間嘛！」

「看起來，正念呼吸反而讓你更焦慮了……這稱為『放鬆焦慮』，要讓自己放鬆時，反而更焦慮，你其實不想讓自己真正放鬆。這些3C活動看似『休閒』，卻都是有目的的活動，接著白天繼續耗損你的大腦，讓腦疲勞更加嚴重。相反地，正念呼吸看似沒有目的，甚至你還覺得浪費時間，卻是讓你大腦真正休息，解除腦疲勞的『捷徑』！」

我的正念體悟

上述工程師的案例，顯示過度依賴手機作為娛樂，不僅沒辦法真正放鬆，還因此惡化了腦疲勞。為了避免腦疲勞，我建議用智慧型手機如「用藥」，黃金準則為：「最低有效劑量」。

白天使用手機時，專心地、深入地用，享受手機帶來的工作效益與休閒樂趣。到了晚上，就該讓你的大腦下班了！試著放下手機，與家人互動，讀讀你手中這本書，或者出門散散步。

不知你試過嗎？下班回家的路上，把手機放進後背包，專心地走路。

當手上沒握著手機時，你也許會發現回家的路變得漫長。試著吹吹涼爽的晚風，聞聞浮動的花香，看看身邊的人事物，有迷途的候鳥、穿著緊身褲運動的男士、遛狗的女主人……也許你會看到一位女大生，邊走邊滑手機，快踩到狗大便的剎那，你已來不及提醒她，「啊！」尖叫聲響起。

如果你連專心走路的十五分鐘，都沒辦法放下手機，那我只能說：「你被手機綁架了！」何時能還給疲勞的大腦最珍貴的禮物——休息？

手機就像水、電，變成生活必需品，省著用的好。而更需要省著用的，不是你的手機，而是你的大腦！網路資源無限，但大腦資源非常有限，就像無邊沙漠中的一方綠洲，上面有著快消失的「月牙泉」，那是你人生最珍貴的潛能。

正念滑手機練習

最近在滑手機（或上網）時——

- 我的行為如何？

- 我的心情如何？

- 我的身體狀態如何？

● 我的想法如何？

學習正念後，我會怎麼使用手機（或上網）？

場景三：正念步調

你是「衝！衝！衝！」的A型性格者嗎？小心別像失速的火車衝出軌道！正念步調練習可以協助你，找回從容不迫的速度，穩紮穩打，在人生的馬拉松中獲得勝利。

你我的日常

我在醫院服務的時候，門診病患多，看完總是超過下班時間，仍耐心十足地幫每位患者診察，我心裡知道，即使看到半夜也得把所有病人看完，才能夠結束門診。

然而，有時診間助理趕著下班，心裡想著：「已經約好朋友共進美食晚餐……。」一急起來，便連續印錯藥單，把藥單給錯人，電腦預約排程也搞錯，個性比診助更急的患者當場飆罵，讓診助苦不堪言。為了處理這些無謂的糾紛，下班時間更晚了。我看了，心裡真的不忍心，因為她們工作超時，不見得能申請到加班費或補休。醫療管理制度出現了很大的問題。

診助急不得，醫生看病更是急不得，一急就會出錯，「開刀開錯腳」的不幸新聞時有所聞。藥師與護理師同樣急不得，前者「給錯藥」，後者「打錯針」，都可能造成生命危險。

遺憾的是，台灣的「門診」都變成了「急診」，每個急性子的患者都要求醫生「最先」幫他看診，結果是——每個都「最後」看。長期下來，醫護人員嚴重腦疲勞，患者成為錯誤醫療決策的受害者，他們自己也不知道，因為腦疲勞的醫護人員根本沒發現。

上班族急著上班、急著吃中飯、急著午休、急著下班、急著放假、急著退休……事實上，就算趕著把工作結束，也快不了幾分鐘提早下班，即使快了幾分鐘，也可能被路上的車陣塞住，毫無意義；急著請假好出國度假，努力計畫老半天，結果公司臨時接到大案子，旅行計畫毀了，只好留在公司忙著趕案子；急著安排退休，沒想到退休日不斷延後就算了，「說好的」的退休金還縮水。

你要這樣急下去嗎？「欲速則不達」，保持從容不迫，一步步把事情做好才是上策。我鼓勵你：**走路速度減慢爲三分之一**。

我到捷克布拉格旅行的時候，發現在伏爾塔瓦河（Vltava）對岸的山頭上立著一個巨大的節拍器

（Prague Metronome），鐘擺慢慢地從左擺到右，花了十秒鐘；再從右擺回到左，又花了十秒鐘。這速度和城市人走路的速度相比，實在是太慢了！但這不合時宜的節拍器卻提醒著每個人——我們難道不能用三分之一的速度走路嗎？

你的大腦可以敏捷，但腳步請放慢。你的步調，就是你心靈的節拍器。

唐朝詩僧皎然，是中國山水詩創始人謝靈運的十世孫，對於正念步調頗有體悟，曾寫道：「隱心不隱跡，卻欲住人寰。欠樹移春樹，無山看畫山。居喧我未錯，真意在其間。」（此文出自《偶然五首》）

上班族工作時，固然雜事、壓力不斷，但應盡可能地放鬆，也許擺盆仙人掌、掛幅風景畫，營造彷彿置身大自然中的輕鬆感。縱使住在繁忙的城市裡，仍要踩著猶如退休者的步調。在工作中退休，在退休中工作，都沒問題，只要保有正念就能隨心愉悅。

正念步調練習

最近在工作時——

- 我的行為如何？

● 我的心情如何？

● 我的身體狀態如何？

● 我的想法如何？

學習正念後，我會怎麼調整步調？

場景四：正念災難

若你遇到職場不平之事，如被霸凌、被剝削、差別待遇等；甚至發生災難，如法律糾紛、投資慘賠、宣布破產，該怎麼辦？

正念災難練習，可以幫助你有智慧地面對重大壓力。

你我的日常

作家李敖是黨外時代民主運動的先鋒、政治評論家，著作數量驚人，曾出版四十巨冊的《李敖大全集》，在計畫整理後期著作為《李敖大全集》第四十一至八十五冊時，因腦瘤於二〇一八年過世，享壽八十三歲。

李敖自述在台大歷史系求學時，談了一段很棒的戀愛，女友還因仰慕他而從化學系轉到歷史系。這段美好的戀愛因女方母親的堅決反對而告終。對方母親當面嫌棄李敖窮，讓他心裡受到相當大的創傷，也影響他成為一名精通土地房產與古董買賣的「富有」歷史學者，而非刻板印象中的「窮學者」。

他一生曾遭逢兩次牢獄之災。有不少人在判刑確定時，不管是罪證確鑿或冤獄，決定潛逃出境或自殺了斷，但他坦然接受司法的判決。

他第一次入獄，是為了維護人權，協助彭明敏逃亡，卻因台獨罪名被以「內亂罪」判刑十年。

後來，逢先總統蔣中正逝世大赦，實際服刑五年八個月。入監的第一個星期不能看書，因為獄方認為他是政治思想犯，讓他看書「太危險」；到了第二個星期，他還是沒書可看，實在受不了，只好要求獄方：「能不能看《三民主義》，《國父孫中山先生全集》，以及《總統蔣中正全集》？」獄方爽快答應。因為上位者認為，這些本來就是「政治犯」應該熟讀的書籍啊！

李敖念得津津有味。出獄後，他寫下多部研究專著，用辛辣批判的筆法，指證政治人物思想自相矛盾，成為研究孫中山、蔣中正的中國近代史學者，以及開啟台灣民主運動的知名作家。

我的正念體悟

在前文故事中，你有沒有想過：為什麼李敖沒有被災難擊垮？他自述其座右銘為：「天下沒有『白』坐的『黑』牢。」這句話實在很有正念精神。災難既已降臨，如何面對、接納，甚至開啟不同的可能性呢？且讓我們自問：

- 除了自暴自棄或怨天尤人，還有其他的選擇嗎？
- 如何與災難一起生活呢？
- 如何讓不公不義的現實，成為實現人生的助力呢？

正念災難練習

想一想，我過去遭逢最大一次災難時——

● 我的行為如何？

● 我的心情如何？

● 我的身體狀態如何？

● 我的想法如何？

學習正念後，我會怎麼面對災難？

場景五：正念家庭

家家有本難念的經，除了批評、控制、疏離之外，我們有其他的選擇嗎？透過正念家庭練習，可以協助你更有智慧地處理教養、親子及夫妻關係。

夫妻之間有良好的正念溝通，雙方便能同心齊力打造幸福婚姻；接著，進一步擁有正念教養，陪伴孩子克服種種挑戰。

你我的日常

小庭是國小二年級的男學生，不愛讀書，不論在學校或在家，都愛唱反調。經常偷玩手機遊戲，父母阻止時，還會大發雷霆，讓父母不得不順著他。小庭的爸媽為此煩惱不已。

由於有輕微支氣管過敏，感冒後，咳嗽了一個月還沒好。體育課時，小庭跟體育老師說：「醫生交代我，感冒咳嗽不能游泳。」老師對調皮的他印象不好，懷疑他想要逃課，便直說：「管你咧！」小庭也不甘示弱地回嘴：「管你咧！」

後來，同學跟導師講這件事，班導師便把他找來訓話。小庭心想：「既然被告密，老師同學都同一國，還有什麼好說？」於是他直接跑出教室，躲在校園的角落，生著悶氣。老師也懶得找他。之後，他便常在課堂上製造噪音，回家後也動不動將人生絕望、想自殺等字眼掛在嘴邊。

當小庭的家長帶他來看我時，我懷疑他有「對立反抗障礙症」。因為我發現：他不愛講話，固然個性調皮，但被指責或被冤枉時，總是壓抑不說，是個全藏在心裡的「悶燒鍋」。再遭遇一次挫折時，導火線瞬間點燃，產生爆炸性的叛逆行為。

我鼓勵小庭的父母，在他不高興或做錯事時鼓勵他：「遇到不愉快的事，盡量說出來！努力跟我們或老師溝通，即使看法不同也沒關係。千萬不要一直壓抑情緒，做危險行為。」小庭是如何學會壓抑自己的？原來，每當他犯了小錯，脾氣不好的爸爸總是大聲咆哮，動不動就叫他罰站。孩子根本沒機會說明，一開始會害怕，後來就麻木了。之後爸爸怎麼恐嚇威脅，他都完全不怕了。

相反地，媽媽雖然不會罵他，但一焦慮起來，即使小錯，也會跟孩子激烈辯論，一定要辯到孩子投降，完全照著她的意思做為止。小庭一開始會回嘴，後來索性不講話，直接做出會惹她生氣的行為。很明顯地，父母應該先調適自己，「戒急用忍」。接下來，運用「正念教養」技巧：

- 給孩子時間，讓他充分表明想法。
- 同理孩子的想法，而不是馬上批評。
- 顧及孩子的面子後，再指出需要改正之處。
- 孩子若出現不當行為，如干擾他人、言語或肢體攻擊、不服管教，父母不應害怕親子衝突而一味容忍。
- 引導孩子為錯誤負責，可採取合理處分，包括暫時隔離法（靜坐一段時間）、減少看電視或使用手機時間等。

我的正念體悟

每一次危機，都是培養孩子覺察負面情緒、想法、身體反應的好時機。孩子學會覺察後，試著放鬆自己，自然能合理思考，遵循父母的「好權威」，控制自己行為，這就是正念教養。若父母一味用「壞權威」壓制，孩子也學會「以暴制暴」，永遠在找機會反擊。

反之，有些父母採行「放任式民主」，因為擔心親子間不愉快，只要孩子不開心，就直接投降。這種「過度保護」的教養形態，容易養成孩子極端自私、違背規則的個性，每天和同儕、學校與社會的規則衝撞，一輩子都不開心。

不過，這僅是上述故事的一半真相。小庭的爸爸為何易怒？媽媽為何焦慮？

一問才知道，小庭的爸爸是遊戲軟體工程師，本是急性子，每天工作到晚上十點才回到家，趕大案子時主管給的壓力極大，半夜兩點才能回家。沒睡夠，早上六點又出門，有很嚴重的腦疲勞。

小庭媽媽則是一位國小老師，屬於完美主義的個性，控制欲強，思考過度理智。她認為自己知道什麼對孩子才是好的，常打壓孩子的想法。夫妻一見面就吵架，太太怪丈夫不負責任，不幫忙管教小孩、做家事，先生聽了心情更不好，動輒吼太太和孩子，怪罪太太沒帶好孩子。惡性循環下，媽媽益加焦慮，對孩子的控制就更嚴，更不理會丈夫。雙方陷入冷戰，當然影響教養。

每一對父母首先應學習做「正念夫妻」，按照以下的建議進行：

- 夫妻之間是否允許對方有一些負面情緒和表達？
- 夫妻是否傾聽對方和自己不同的想法，並尋求共識？
- 夫妻是否每天安排單獨相處的時間，即使只是十分鐘？
- 夫妻是否表達關心對方的話語、動作？
- 列出三項對於對方的期待，並實踐對方對你的期待。

解決完夫妻間的矛盾，接下來，才能接納孩子心中所有的不安，成為「正念父母」：

● 當孩子很激動時，父母是否比孩子更冷靜？
● 當孩子習慣爭辯，父母需要反省：自己是否也常爭辯？
● 當孩子強調自己沒有錯，父母是否也不愛承認自己曾犯錯？
● 當父母指責醫生沒把孩子治好時，是否認為孩子的錯都是別人的錯，自己卻沒錯呢？
● 父母是否事事以身作則？包括情緒管理、人際互動方式、總是看電視或滑手機的習慣等。

夫妻都需要覺察自己的焦慮，再接納對方的焦慮，才能接納孩子的焦慮，以智慧引導。我給所有家庭的座右銘是：「可以冷靜，不要冷戰」。

請試著用正念面對自己、伴侶和孩子。

正念家庭練習

回想最近一次家庭衝突，可能是教養孩子或夫妻吵架時——

● 我的行為如何？

● 我的心情如何？

● 我的身體狀態如何？

● 我的想法如何？

學習正念後，我會如何面對這些家庭衝突？

場景六：正念生活

讀到這裡，你的正念力已經快爆表了，看看眼前的生活，包括上班、下班、假日、年休等，你的感受、想法、做法會有何不同？正念生活練習幫助你：改變，就從此刻開始。

你我的日常

一位在大型銀行擔任職員的女性患者，有失眠、焦慮、恐慌等自律神經失調問題。她向我抱怨：「都是我的工作害我的。你看我週一到週五早上八點前就要進到公司，搞到晚上八點還下不了班。我覺得工作累死了，要命的是又很無聊！」

我問她：「沒錯，妳週一到週五真的很辛苦。那麼妳的週六、週日呢？好不容易有時間，妳都怎麼過？」

結果她說：「無聊死了，我整天躺在床上，不是滑手機，就是看電視。因為台灣熱門景點，故宮、一〇一大樓、野柳、太魯閣……我都去過了，還有哪裡可去？假日太短又不能出國，好無聊！」

我說：「我了解妳的心情，不知妳有沒有這樣想過：故宮，每天有多少外國觀光客不遠千里來到台灣，只為了去故宮參觀？從小到大在台灣，我們卻沒去過幾次。長假來臨前，台灣人搜尋著台灣以外的景點，恨不得馬上離開台灣，結果國外觀光客爭先恐後來台灣。妳會考慮再去這些景點看看嗎？」

她說：「你說的也有道理，我很容易感到厭煩，也許這是我真正的問題吧……。」

法國文豪馬塞爾・普魯斯特（Marcel Proust）曾說：「真正的發現之旅，不在於尋找新大陸，而是以新的眼光去看事物。」當一個人感受不到心靈及世界的豐富時，人生真是鑽進「死巷」了，我稱之：「哀莫大於心死」。即使放長假、提早退休，麻木的心也不可能快樂。

你知道嗎？蜜蜂有著複眼卻高度近視，只能看到距離幾公分的物體，更看不見彩色。然而，牠們卻能看到紫外線照射的物體影像，「見人所未見」。

請摘下麻木的眼罩，你不需要趕飛機出國，當下就能看見新風景。一雙正念的眼睛能「見人所未見」。孩子的「正念視力」超強，看得見藏在地上、身上和天上的快樂。這些快樂可能就在眼前，為什麼你卻沒看見？

當孩子因調皮被爸媽狠狠訓斥，半小時後，他已經開心地在玩樂高積木，自得其樂。相反地，上班族被老闆念了一句，卻能憂鬱半年。這是怎麼回事？

擁有正念力的上班族，當下就能成為一位生活藝術家，像現代美術巨匠米羅（Joan Miró）所說：「在一處風景裡，充分感受到一株小草之美，帶來的喜悅可以跟一棵樹、甚至一座山一樣多！」

擁有一顆正念心靈、兩顆正念眼睛，活在此時此刻（here and now），保持好奇心，專心地參與，接納正向與負向經驗。千萬不要老是說：「『活在當下』我都知道，但……就是做不到啦！」做到，比說到更重要；若能做到，也不用說了。

我的正念體悟

我們要如何擁有一顆正念心靈、兩顆正念眼睛？

我鼓勵大家接受正念訓練，給自己充足時間體驗，並在團體互動中學習，讓正念成為體內的基因。期許每位讀者，每天能夠撥出時間練習，不管是「基礎正念力」，或是「實戰正念力」。改變，不是如幼兒期盼著魔法奇蹟，而是每天投一枚銅板到撲滿裡，最終在日後盤點鉅款。

達賴喇嘛說：「人要能夠真正成長，每天至少要靜心十五分鐘。」

每天十五分鐘，可說是最少、最少的時間了。如果一個人連十五分鐘的時間都抽不出來，或不願意安排，身心健康怎麼能不出現問題呢？最後，為你插播一段氣象預報：「最近人生多變化，卡巴金博士提醒你：『請每天編織自己的降落傘，不要等到要跳下飛機的那一刻！』」

正念生活練習

扣除工作，以前我是怎麼過生活的——

- 我的行為如何？

● 我的心情如何？

● 我的身體狀態如何？

● 我的想法如何？

學習正念後，未來我會怎樣度過每一天？

第四章

想要淨化大腦、自動更新？人體最強修復法——睡眠

12 失眠、少睡，你知道後果多嚴重？

在大多數的生理或心理疾病中，睡眠障礙都扮演著關鍵病因，可惜的是，它也是最容易被忽略的環節，因為醫生和患者都不免認為：「疾病成千上萬，如此複雜且嚴重，教科書寫幾千萬頁還寫不完咧！怎麼可能是這麼簡單的原因？」

事實上，全球半數人口患有不同程度的睡眠症狀，其中嚴重度已達「失眠症」者占一〇至一五%。美國精神醫學會（American Psychiatric Association）所著、歷經五次改版的《DSM-5精神疾病診斷準則手冊》定義「失眠症」患者睡眠的質或量，會呈現以下三種形態之一：

- 難以入睡。
- 維持睡眠困難，頻繁醒來或醒來後難再入眠。
- 清晨很早醒來，無法再入眠。

此外，每個星期至少有三天晚上會失眠，時間至少長達三個月，儘管有足夠機會睡眠，仍然難以入眠，感到相當困擾，明顯影響學習、工作、行為等，且無法以其他精神或生理疾病來解釋。失眠不只是困擾，更會造成當事者失能，事實上，最嚴重、最難以挽回的腦疲勞，都和失眠脫不了關係。

消除腦疲勞，人體機制最棒的禮物

睡眠之所以如此重要，不只是因為這段時間是大腦的休息時間，更是大腦發揮「神經可塑性」（Neuro-plasticity）作用的黃金時間，能**修復神經迴路至最佳狀態，其作用相當於電腦系統的「自動更新」**，軟體時時升級，才能保持優越性能。

若大腦未能獲得睡眠修復，會出現什麼狀況呢？

舉個簡單的案例來說明。任職於家族企業的業務經理佳芬，年僅三十八歲，卻開始出現心悸、怕熱、盜汗、煩躁等症狀，加上睡眠狀況本來就不好，以致每晚都要上演「公主徹夜未眠」。為此她去大醫院檢查，醫生卻發現她的脖子有點腫大，進一步檢查後，診斷為甲狀腺亢進，便建議她服藥治療，並定期抽血追蹤。

她很疑惑自己為什麼會得到甲狀腺亢進？醫師回答：「因為妳血液中出現甲促素受體抗體（TSH receptor antibodies，TRAb），不當刺激甲狀腺，導致過度分泌甲狀腺素，這是一種自體免疫疾病，俗稱免疫失調。」

她再問：「為什麼我會免疫失調呢？」這時，醫師就語塞，說不出具體原因了。

在親友介紹下，佳芬帶著疑問來找我。經過詳細的問診及理學檢查，我彷彿名偵探柯南般地「抽絲剝繭」。這才發現她在日常生活上，相當注意飲食健康，也有規律運動，工作雖忙碌但都上手無礙，同事間也會互相幫忙，生活上並沒有什麼特別的壓力。不過，一講到睡眠，她就頭痛了。

原來從學生時代開始，佳芬就有「難睏癖」，只要有一點壓力，躺到床上就會胡思亂想，難以入睡。就業後，因為工作關係較疲累，晚上睡得好一些，但三年前生完孩子後，又開始難睡了，即使沒什麼壓力也不容易入眠。

再進一步詢問睡眠的細節，才知道雖然她每晚準時十一點就寢，但往往要翻到半夜兩點才能真正入睡，而且淺眠多夢；早上七點起床，趁上班通勤時小睡片刻，到公司還是覺得疲累。加上個性不喜歡忍耐，所以沒事就趴下來小睡半小時；午餐後，再午睡一個半小時；下班時，繼續在捷運上打瞌睡；等到晚上十一點上床睡覺時，完全沒有睡意、翻來覆去，就是睡不著，又開始失眠的惡性循環。

聽完，我向她解釋：「妳的生理時鐘太過混亂，睡眠品質不好，長期的惡性循環，導致免疫失調，出現甲狀腺亢進。只有接受甲狀腺的治療是不夠的，需要積極提升睡眠品質，才能穩定免疫系統，預防病情再次發作，以及其他蠢蠢欲動的疾病！」

上天爲了消除腦疲勞所設計的最棒禮物就是——睡眠，尤其在忙碌了一天後，到了晚上，「睡神附身」，幫助過度激動的腎上腺休息，降低腎上腺素濃度，並且迅速清除身體在白天裡累積的自由基與發炎激素（如C反應蛋白、腫瘤壞死因子、干擾素等），讓大腦和全身休息。經過一夜七至八小時的充足睡眠，大腦就能回復電力一〇〇%狀態，信心滿滿地迎接充滿挑戰的一天！

佳芬看似常在休息小睡，但「好眠力」其實是不足的，包括常因壓力而鑽牛角尖、喜歡小睡片刻、午睡過久、過晚起床等習慣。接著，我將在下文中指出：為何這些習慣會降低好眠力？如何改善睡眠？

睡眠不足非小事！大腦疲勞及老化的危害

美國哈佛醫學院針對銀髮族女性護士的研究發現，每天睡眠時間不到五小時（或超過九小時），比起正常睡七小時者，前者大腦認知功能明顯較差（包括專注力、記憶力、執行功能等整體），相當於老化了一至兩歲。

引起腦疲勞、記憶力及學習力下降

許多睡眠研究也證實，睡眠對腦力的恢復非常重要，若不足對大腦會有負面影響：

- 即使白天再多的學習活動，若沒有睡眠，就無法刺激大腦形成新的神經突觸，等於沒有學習到。
- 連續四天不睡，主管記憶的海馬迴新生神經細胞少掉三分之二，難以形成短期記憶。

- 快速動眼睡眠期（REM），就是你在做夢的特定淺睡期，大腦正在執行一項重要功能——處理你白天累積的負面情緒。讓你經歷再大的壓力，隔天心情也能平靜不少。失眠時，可能減少快速動眼睡眠期，造成情緒低落或易怒。
- 進入深睡期（非快速動眼睡眠〔NREM〕的第三期），大腦會產生慢波睡眠（δ波〔delta wave〕），帶來大腦與身體的深沉休息，徹底抒解疲勞，同時活化海馬迴細胞，將白天的記憶送至大腦皮質固化，轉變成長期記憶。

正常人的睡眠結構如下圖4-1所示，分為清醒、快速動眼睡眠期（做夢期）、第一期（淺睡期）、第二期（淺睡期）、第三期（深睡期）。

擁有充足睡眠，能穩定睡眠結構各階段，**增強學習效果**、**提升記憶力**、**自然擁有好心情**、**抒解腦疲勞**。相反地，缺乏「好眠力」，睡眠結構各階段陷入混亂，特別是快速動眼睡眠、深睡期的減少或消失，腦疲勞當然日益加重，**腦老**

圖 4-1　人體睡眠結構

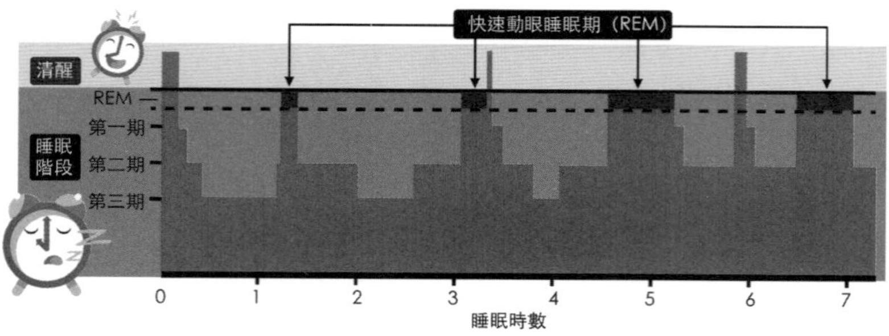

化提前上演。

若還是相應不理，接下來的命運就是「百病纏身」，代謝症候群、心血管疾病、皮膚與身體提早老化等問題叢生，歷經免疫失調四階段的群魔亂舞，帶來悲傷的「完結篇」。

無法清理「神經垃圾」，造成腦老化、專注及思考變差

如果睡眠品質沒有提升，依然靠意志力苦撐，把「焚膏繼晷」、「硬頸精神」當成座右銘，腦疲勞現象持續，必然會提早面臨腦老化的困境，不管是睡眠品質、專注力、記憶力、執行力、思考力或反應速度等，都變得更差，即使有睡覺、休息、運動，卻不容易獲得改善。

過去，腦老化的問題通常出現在「媳婦熬成婆」的資深上班族，以及正準備退休或已經退休的工作者，但現在年輕上班族卻提早出現腦老化現象，可謂「出師未捷，腦先老」。

為什麼好眠力不足，會導致大腦老化呢？這得先從一個謎團說起。

眾所皆知，大多數的身體器官由動脈供給氧氣與養分，組織代謝後產生的廢物，由淋巴管和淋巴循環帶回靜脈，再透過肝臟、腎臟、肺臟與皮膚排除。

那大腦呢？前文中曾提到：大腦運作需要消耗掉人體中二五％的氧氣，以及二〇％的葡萄糖，理應會產生相當大量的廢物，需要透過淋巴循環排出體外才對，但大腦沒有淋巴管與淋巴循環，要如何將廢物排出呢？真是太奇怪了！

這個謎團直到二〇一三年才被一篇登載於《科學》（*Science*）的重要研究所解開，該研究發

現：在每天的一段時間中，腦室中的腦脊髓液（CSF）會出現流動，流向大腦組織間隙，把空間撐大六成，並將腦細胞產生的代謝廢物帶往靜脈，排出大腦。

這些廢物又稱為「神經垃圾」，包括：β類澱粉蛋白（β-amyloid）、α突觸核蛋白（alpha-synuclein）、Tau蛋白（tau protein，神經纖維纏結）。**當我們清醒的時間愈久，大腦就累積愈多的「神經垃圾」，進而導致腦老化，甚至產生神經退化疾病，如阿茲海默症與巴金森氏症。**

那麼，大腦的淋巴循環是由誰來調控的呢？

原來，是由守護在我們神經細胞周圍的無名小卒——神經膠細胞所調控，稱為「膠淋巴系統」（glymphatic system），其數量是腦神經細胞的十倍以上。而關鍵的膠淋巴系統究竟每天在什麼時候運作呢？

答案揭曉：正是在睡眠中。

若睡眠充足，「神經垃圾」清運效率奇佳，大腦就會像新加坡的街道一樣乾淨；若睡眠不足，大腦現場就像被颱風侵襲後，街道上布滿大小不一的「神經垃圾」。給自己充足的睡眠，讓大腦淋巴系統有時間清理白天累積的大量垃圾，就是保持大腦年輕的祕訣！

⚡沉默的健康殺手，錯誤睡眠導致的身體危害是……

睡眠不足，不僅引起腦疲勞、腦老化，更是沉默的身體健康殺手。以下是睡眠問題將引發的「疾病未爆彈」。

你已經邁向腦老化之路了嗎？

杜克—新加坡國立大學的研究發現，好眠力不足與腦老化關係密切，若你有以下情況，就需要特別注意腦部是否已經在往老化之路邁進了！

- 年齡在五十五歲以上：每減少一小時的睡眠，每年腦室體積（腦內充滿腦脊液的空間）增加〇・五九％，這表示大腦正在萎縮，認知功能分數減少〇・六七％。
- 年齡在五十至七十歲之間，且自覺有睡眠障礙：得到阿茲海默症的機率增加五一％。
- 年齡在七十歲以上，且自覺有睡眠障礙：得到阿茲海默症的機率增加一九二％。

我建議你在腦疲勞階段就應該積極提升睡眠品質，切莫到了以上「腦老化」的狀況出現，才抱怨：「為什麼我吃了安眠藥，還是睡不著？」心臟衰竭可以進行心臟移植，但大腦老化可不能夠透過「大腦移植手術」處理的！

回過頭說，好眠力不足也可能是腦老化造成的「結果」，這就難處理了。

要讓大腦年輕化，除了熟練本章方法提升睡眠品質外，更要精熟第三章及第五章正念與飲食，你依然很有機會的！

嘴饞？少吃還胖？小心！代謝症候群

代謝症候群，是指一群容易產生心血管疾病的危險因子，包括腹部肥胖、高血糖、高血脂、高血壓等。你可以透過下方表列現象，依自身狀況進行簡易檢測自己是否為代謝症候群的其中一員。

若有以下「主要代謝症狀」（根據國健署定義）請打勾：

□腹部肥胖：男性腰圍大或等於九十公分，女性大或等於八十公分。

□血壓偏高：收縮壓大於或等於一百三十毫米汞柱，或舒張壓大於八十五毫米汞柱，或已經在服用降血壓藥物。

□空腹血糖偏高：空腹血糖大於或等於一百毫克／分升，或已經在服用降血糖藥物。

□空腹三酸甘油酯偏高：大於或等於一百五十毫克／分升，或已經在服用降血脂藥物。

□高密度脂蛋白膽固醇（俗稱好膽固醇，ＨＤＬ）偏低：男性小於四十毫克／分升，女性小於五十毫克／分升。

以上五項，若符合三項或以上，即為**嚴格定義之代謝症候群**。

接著，依自身狀況若有以下「其他代謝症狀」（臨床常見代謝症狀），也請打勾：

□病態性肥胖（ＢＭＩ大於或等於三十）。

□肥胖（BMI大於或等於二十七，小於三十）。
□體重過重（BMI大於或等於二十四，小於二十七）。
□高膽固醇血症。
□低密度（俗稱壞的）膽固醇過高。
□尿酸過高或患有痛風。
□患有腎結石。
□腎功能下降（腎絲球過濾率eGFR小於一百ml/min）。
□患有膽結石或膽囊息肉。
□已經少吃、甚至不吃，但還是胖。
□很容易肚子餓或頭昏、手抖，也就是出現低血糖現象。

以上主要與其他代謝症狀出現一項或以上，即為代謝症候群的高危險族群。

睡眠不足，會導致代謝相關的荷爾蒙失調，特別是瘦素（Leptin）降低，飢餓素（Ghrelin）增高，食慾因而增加，此時，高糖、高熱量、或精製澱粉（以小麥麵粉為代表，如麵包、麵條、饅頭、餅乾、泡麵等）等食物若出現在眼前，便會立即產生「致命的吸引力」，上班族馬上餓虎撲羊且狼吞虎嚥。

這些食物會立刻讓血糖飆升，身體機制分泌大量胰島素，試圖降低血糖以維持恆定，卻讓血糖快速下降，而血糖過低又影響大腦運作，出現焦慮、憂鬱、分心、健忘等大腦症狀，並且感到飢餓，想要再吃高糖、高熱量或精製澱粉食物，來拉抬血糖……若繼續這樣「飢不擇食」，多餘的熱量終將導致肥胖。

相反地，若有好的睡眠，瘦素增加、飢餓素減少，食慾自然降低，不會那麼嘴饞、一看到食物就失控往嘴裡塞，血糖維持穩定，心情好、認知功能佳。

睡眠問題除了直接影響食慾及情緒外，我們的細胞也會出現「胰島素阻抗」（insulin resistance）現象。胰島素讓細胞能攝取血液中的葡萄糖，以進行能量代謝，維持細胞生存，但若我們的細胞接收到胰島素的訊號時，卻「視若無睹」、「充耳不聞」，細胞就要挨餓了，沒有葡萄糖的狀況下，能量代謝出問題，細胞就會生病或死亡，而上班族吃進去的這些葡萄糖，反而轉化為肝臟、內臟或腹部脂肪長期儲存。

代謝症候群的後果是悲劇性的，糖尿病（及其多重併發症）、慢性腎衰竭（終生洗腎）已經夠頭痛，還可能產生致命性的心血管疾病（可見下頁圖4-2）。

只是血壓、血脂、血糖高一點？心血管疾病的可怕

所謂心血管疾病，包含：動脈硬化、狹窄或阻塞；慢性與惡性高血壓；動脈瘤破裂；主動脈剝離；冠狀動脈心臟病（心肌梗塞）；嚴重心律不整；腦中風（缺血性或出血性腦血管事件）等危險疾病，最嚴重者將猝死。

心臟病是國人十大死因的第二名，僅次於癌症。心臟病的嚴重性相當立即，常常得「從鬼門關

圖 4-2　代謝症候群相關重大疾病

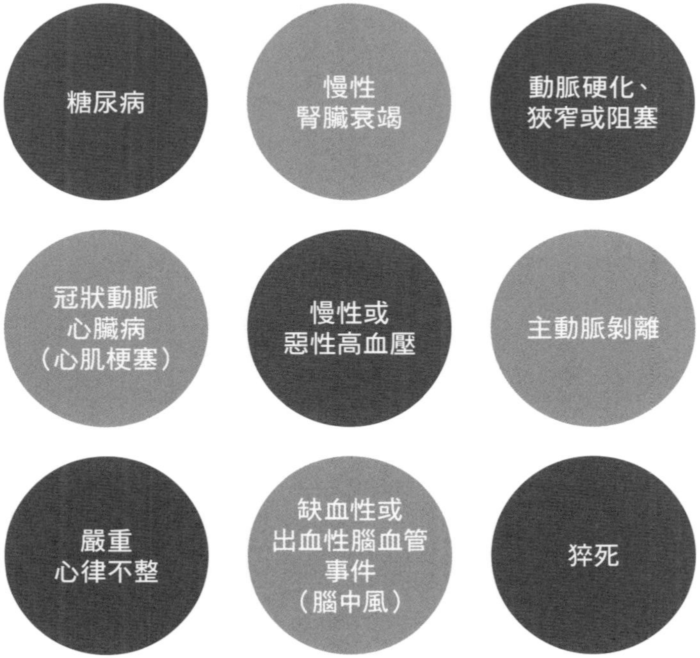
糖尿病
慢性
腎臟衰竭
動脈硬化、
狹窄或阻塞
冠狀動脈
心臟病
（心肌梗塞）
慢性或
惡性高血壓
主動脈剝離
嚴重
心律不整
缺血性或
出血性腦血管
事件
（腦中風）
猝死

搶救回來」，但心臟病一開始的徵兆很不明顯，患者往往覺得「還好」，若疏於覺察身體持續給你的警訊，後果真不堪設想！

而許多正值事業衝刺期的上班族，都忽略了睡眠的重要性，甚至為了早點獲得成功，寧可犧牲睡眠，就像下文中的博凱一樣，年紀輕輕就差點因為心臟病而踏進鬼門關。

博凱才四十五歲，就是一家網路行銷公司的總經理。有天，祕書提醒他：「總經理，你臉色發白，整個人看起來腫腫的。要不要去看醫生？」不過，他並不覺得哪裡不舒服，根本不想去看醫生，便說：

「我半年前才做過健檢耶，報告上都還好啊！只是血壓、血脂、血糖高了一些，我這年紀的人不都這樣嗎？」

但與博凱共事十年，對他相當熟悉的祕書非常堅持要他馬上請假去看病，他這才勉為其難去醫院看診。結果醫生一診斷，馬上收住院，因為心導管檢查發現：他的三條冠狀動脈都已經鈣化且嚴重阻塞，是冠狀動脈心臟病合併心臟衰竭。醫師考量到放血管支架的風險，最後建議他進行心臟繞道手術。

當博凱在加護病房中醒來時，一想到手邊還有案子要趕，堅持和公司同仁聯絡工作，即使太太告訴他，他才剛從鬼門關把命撿回時，他也不相信！因為根本沒感覺到身體任何不舒服，怎麼可能這麼誇張？

等轉到一般病房，他馬上拿出筆記型電腦、聯絡會計，把病房當成辦公室，就算太太百般勸阻都沒用。直到他聽見同房病友在電話中跟公司說：「總經理，我要辭職！公司這兩年給我的壓力太大，我每天只睡五個小時，身體已經崩潰，昨天心肌梗塞住院了。我接下來要專心養病，不要再做這種工作了。」

這時，博凱才想到自己創業十年來，歷經艱困到在業界具有名氣，憑的是熬夜、長時間連續工作，更曾經是連續七天不睡的「公司紀錄保持人」。他瞬間頓悟到犧牲睡眠的惡果，竟然是生命隨時可能提前結束！於是主動跟太太說：「妳說得對，賺再多錢有何用？命沒了，也沒得花。」

休完一個半月的病假，他回到職場，開始正常上下班，不再超接消化不了的訂單。每天晚上睡七到八小時，並且願意花時間、花錢去度個長假，生活終於像個人了。

博凱因為每天只睡五個小時，甚至多天不睡，先出現了高血壓、高血脂、高血糖的代謝症候群，卻還沒有因此自我警惕，直到心肌梗塞、心臟衰竭，差點一命嗚呼時，才頓悟睡眠的重要性。

事實上，許多上班族都像博凱一樣，有些人已經得了心臟病，有些還在通往心臟病的路上加速奔馳。若等到大難降臨才醒悟，這樣的領悟會不會太慢了呢？

觀察皮膚，你正在提早老化嗎？

不少上班族才四十幾歲，已經滿頭白髮、臉上大量皺紋、臉皮鬆垮下垂、臉部輪廓凹陷、皮膚乾燥搔癢、狂長老人斑，而勤跑皮膚、醫美診所。此外，關節也開始僵硬、容易痠痛、長骨刺。我問到他們自己的想法時，大都異口同聲：「我不知道為什麼。」我和他們深入討論後，往往會發現他們多半有長期失眠問題，導致提早老化。

皮膚症狀是老化的最佳預報員。對許多人來講，皮膚症狀看起來只是美觀問題，無傷大雅，事實上，**皮膚是最誠實的器官（大腦最不老實），反映了你的老化速度**，以及下文即將介紹的免疫失調。因此，我為上班族進行診察時，非常重視皮膚症狀的檢查與治療。

此外，上班族腰痠背痛、關節活動不靈活，吃吃止痛消炎藥，覺得還好。但這是關節在老化，日積月累下來，就形成退化性關節炎，最嚴重時只能置換人工關節。各器官的老化與疾病的形成，就是「滴水穿石」的過程，最後可能相當嚴重且難以逆轉。

皮膚與身體的提早老化，和失眠關係密切。上班族若把失眠當作家常便飯，覺得忍一忍就算了，將付出可觀代價。

在醫學上，細胞核內染色體邊緣的「端粒長度」（telomere length）是重要老化指標。端粒是保護基因的一頂「帽子」，會隨著每次的細胞分裂而耗損、變短，當它比同年齡人的還短時，就表示有提早老化現象。

美國加州大學洛杉磯分校一項研究發現，銀髮族若失眠，端粒將加速縮短。無失眠者「端粒長度」為〇・七八，失眠者僅為〇・五九，縮短達二四％！且隨著年紀增加（從六十至八十八歲），無失眠者的端粒縮短並不明顯，但失眠者的端粒明顯逐年縮短。**睡眠障礙加速細胞老化**，提早出現老化相關疾病，是不折不扣的沉默殺手！

免疫失調四階段，你的身體警鈴是否已大響？

免疫系統以各式各樣的白血球為代表，當微生物如細菌、黴菌、病毒入侵身體時，就發揮軍隊的作戰力，募集並複製大量白血球，產生巨量的細胞激素（cytokine）與干擾素，引起紅腫熱痛的發炎反應，達成殺菌功能，這就是免疫力的最基本功能。

然而睡眠不足，會導致我們免疫力低下。研究發現，只要睡眠少於七小時，接觸鼻病毒（rhinovirus，最常造成一般感冒的病毒）後，引發上呼吸道感染（感冒）的機會明顯提高；若睡眠少於五小時，得到肺炎風險將會增加，這可是國人第三大死因！

此外，當進入腸道或呼吸道的是環境或食物分子，周邊的免疫組織會先辨認是朋友還是敵人；

若是後者，便會啟動發炎反應，淋巴球被活化、細胞激素大量分泌，意圖消滅或排除這些異物，譬如腐敗的蛋白質，就產生腹瀉以排出體外。但是當免疫組織辨認能力出現問題，接觸正常食物如小麥也會誤認為敵人，大多時間都處於這種「過度發炎」狀態，呈現鼻塞、乾咳、皮膚癢、眼睛癢、腹痛、腹瀉、腹脹等多種發炎症狀，而稱為發炎（過敏）體質。

當微生物、環境或食物分子引發免疫反應，出現急性發炎，但殺菌效果不佳或體內抗發炎物質不足，導致持續性的慢性發炎，引發多種發炎性疾病，如慢性疲勞症候群、退化性關節炎、肌肉筋膜炎、肌纖維疼痛症、慢性溼疹、偏頭痛、躁鬱症、憂鬱症等，都是「過度發炎」的常見形態。

而感染症、過度發炎，則是日常生活中最常見的兩類免疫失調，事實上，後者比前者更早、也更常發生。根據多年臨床經驗，我發現患者免疫失調有其進展順序，可分為四個階段：出現**發炎體質→免疫力低下→自體免疫疾病→癌症**。以下我將分就這四個階段加以說明。

第一階段：過度發炎或過敏體質。

如上所述，免疫系統失調的第一階段反應是「過度發炎」，可能是急性過敏或慢性發炎，常呈現為皮膚症狀，以及呼吸道黏膜、眼球結膜、腸胃道症狀，包括：

- 冒痘痘（痤瘡），容易留下紅痘疤或黑色素。
- 天氣一變，皮膚就乾癢。
- 溼疹反覆發作。

●皮膚感覺搔癢就抓，而留下許多黑色素。
●臉部皮膚十分敏感。
●身上出現肥厚性疤痕或蟹足腫。
●每天早上都鼻塞、打噴嚏。
●久咳不癒，或感冒後咳嗽很難痊癒。
●眼睛、眼皮癢或黑眼圈。
●腸胃容易脹氣、打嗝、胃酸逆流、便祕、稀便、拉肚子、腹部悶痛。

這些皮膚、黏膜發炎（或過敏）症狀帶來的不適，看似小事，所以上班族往往選擇忍耐，抓抓癢、擤擤鼻涕、揉揉眼睛，跑診所醫院拿點藥吃吃就好。常發現吃了藥雖然好一點、但不吃藥總是再發作，往往出現「四怪」心理：

●怪基因：為什麼別人都不會，只有我會？
●怪天氣：為什麼每次一變天，我就發作？
●怪醫生：為什麼看過診了，還是沒把我醫好？
●怪老天爺：為什麼我的病，永遠不會好？

東怪西怪之後，幾十年下來也不得不習慣，乾脆視而不見。其實，這些**皮膚、黏膜症狀就像**

「火災警報」，患者寧可直接關掉火災警報，圖耳根清靜、眼不見為淨，但**在真正的專業醫師眼中，卻是十分寶貴的身體線索——它反映了免疫失調的現狀與嚴重程度**。

如果你有以上狀況，首先要檢討睡眠品質。接著，還要詳細檢查「正念力」，以及「好食力」才行。《黃帝內經》：「上醫治未病，中醫治欲病，下醫治已病。」要徹底改善是大學問，需要「上醫」——從日常養生開始。

第二階段：免疫力低下。

在第一階段裡，若不努力提升睡眠狀態，就會邁入免疫失調的第二階段，亦即免疫力低下。容易罹患皮膚的感染症，以及呼吸道、泌尿道、生殖道等處黏膜的感染症，常見症狀包括：

- 皮膚細菌感染：一開始是毛囊炎，快速變成大型、紅腫、疼痛的膿瘡。
- 皮膚黴菌感染：有多種形態，感染香港腳（足癬），灰指甲與灰趾甲（甲癬），胯下、臀部與陰部黴菌（股癬）。
- 皮膚皰疹病毒感染：大範圍稱為帶狀皰疹，俗稱「皮蛇」，出現於臉部、胸部、腰部、臀部、陰部、腿部。小範圍多是單純性皰疹，長在嘴唇、陰部或其他部位。反覆發作，留下慢性神經痛、皮膚感覺異常、肥厚性疤痕、蟹足腫等後遺症。
- 皮膚病毒疣感染：皮膚出現角質增厚、變大、變多的突起物，多在腳、手、臉、脖、陰部等位置。

● 呼吸道感染：很容易感冒或得到流感。
● 女性泌尿道感染：頻尿、尿急、排尿困難、疼痛感、異常分泌物。
● 女性生殖道感染：出現異常分泌物、反覆白帶、念珠菌感染、陰道細菌增生症。

其實，我們皮膚、黏膜與生活環境本就充滿微生物，當免疫力正常，便能與之和平共處；但**免疫力下降時，白血球軍隊的數量與功能都變差，抵禦微生物感染的能力下降**，平衡變失衡，微生物大肆擴張地盤，一路沿著血流從皮膚、黏膜、組織，殺到各大器官，最後出現敗血症而死亡。

上班族常抱怨：「為什麼都接受了完整的抗生素治療，效果和復原速度都不如預期？」「為什麼感染問題經常復發？」

標準答案正是：免疫力低下。

我在多年診療經驗中發現，皮膚與黏膜的感染症，其實好發於陰部、臀部、胸部等私密部位。部分上班族因感到不好意思，諱疾忌醫，一再拖延病情，直到變得嚴重或者長期不堪其擾，才勉強看醫生，導致治療成效不如預期且一再復發，更別說已經錯過了調養免疫力的黃金時間。相反地，歐美人士看診較無此顧慮，用健康的眼光來看待身體，才是最明智的做法。

歲月不饒人，當你每天撕下一紙日曆時，你的免疫力就往下走了一台階。有些上班族仍是我行我素，老化得超級快；而有些上班族投資時間與精力在保養、注重睡眠，自然可以減緩老化速度。

第三階段：自體免疫問題。

經歷第二階段，若還是置之不理，免疫失調就會直接進入第三階段，出現自體免疫疾病，此時**免疫系統在辨認敵我的能力已經錯亂，常把自己的身體組織當成病原體或異常物質來攻擊**。而當病原體真正出現時，免疫系統的戰鬥力又不足。這等於不分敵我、二十四小時對身體進行自殺式攻擊。因此，我們的身體變成敘利亞內戰的戰場，斷垣殘壁、民不聊生，常見的自體免疫疾病如下：

- 圓禿：俗稱鬼剃頭，頭髮、眉毛或其他部位毛髮脫落現象。
- 白斑（白癜風）：皮膚出現多處粉筆般純白色的斑塊，可以擴展到相當大的範圍。
- 乾癬（銀屑病）：皮膚多處出現銀白色脫屑並增厚的深紅色斑塊，患者的指甲、關節也會受影響。
- 甲狀腺亢進：以葛瑞夫茲氏症（Graves' disease）為代表，甲狀腺素分泌過多，出現脖子（甲狀腺）腫大、眼球突出、心跳加快、手指顫抖、盜汗、失眠、食慾增加、體重卻變輕等現象。前文案例中的佳芬即罹患甲狀腺亢進。
- 甲狀腺低下：以橋本氏甲狀腺炎（Hashimoto's thyroiditis）為代表，甲狀腺素分泌過少，導致倦怠、怕冷、嗜睡、體重變重、水腫等現象。
- 乾燥症：又稱修格蘭氏症（Sjögren's syndrome），出現眼乾、眼睛異物感、口乾舌燥、皮膚乾、陰道乾燥，可侵犯肺部、胰臟、腎臟等其他器官。
- 類風溼性關節炎：手部關節腫脹、疼痛、早上僵硬，手指彎曲變形，出現皮下結節，可侵犯肺臟、脾臟、淋巴、神經、心臟等部位。

●僵直性脊椎炎：下背部與臀部交接處疼痛，伴隨僵硬感，早上特別嚴重，容易感到疲倦。長期下來脊椎沾黏變形，可造成變形、駝背，會侵犯下肢關節，足底筋膜疼痛，合併眼球的虹彩炎。

●紅斑性狼瘡：可能侵犯全身各器官組織的發炎性疾病，導致皮膚、黏膜、關節、血管、血液、神經、腎臟、心臟、肺臟、腸胃病變，初期可能表現為發燒、虛弱和體重減輕，臉頰出現蝴蝶斑、毛髮脫落、肌肉痠痛、淋巴結腫大、食慾不振、噁心及嘔吐等。

有時血液中雖出現自體免疫抗體，如甲促素受體抗體、抗細胞核抗體（Anti-nuclear antibodies，ANA）、類風溼性因子（Rheumatoid factor）等，但沒有明顯臨床症狀，雖不會被診斷為自體免疫疾病，仍需要留意此自體免疫問題。

若是自體免疫疾病，應盡早接受檢查確診、治療與追蹤。他們大都屬於慢性疾病，吃藥好些，不吃藥很容易復發，從根本上改善體質——提升好眠力、正念力與好食力，才有機會擺脫此宿命。

第四階段：癌症。

國人十大死因排行榜上，癌症連續蟬聯三十六年榜首。讓我們先來看看二〇一七年衛福部統計，台灣人十大癌症死因排行：

❶氣管、支氣管和肺癌；

❷肝和肝內膽管癌；

❸結腸、直腸和肛門癌（男性最常發生的癌症）；

❹乳癌（女性最常發生的癌症）；

❺口腔癌；

❻攝護腺癌；

❼胃癌；

❽胰臟癌；

❾食道癌；

❿子宮頸癌。

許多人已受癌症威脅而不自知。而上班族透過年度健康檢查或已經出現症狀，而被醫師宣判得到癌症時，反應常是：

- 怎麼可能？我每天都有運動。一定是醫生誤診！
- 癌症，那是醫生說的，我不覺得自己有癌症。
- 聽說只要接受手術、化療、放療、電療，就不用擔心癌症了。

能不能接受癌症？是不是治療就好了？我們都不能迴避一個根本問題：「為什麼我的身體會產

生癌症？」

答案就在：免疫力崩潰。我們體內本來就有以微量存在的癌細胞，被免疫系統給完全壓制，以自然殺手細胞（natural killer cells）為代表，癌細胞根本不能輕舉妄動。但歷經幾十年來的免疫失調，這些癌細胞一路壯大，到了免疫系統「兵敗如山倒」的一刻，癌細胞就此「逆轉勝」，生命自然大勢已去。

陳衛華醫師的親身經歷是很好的借鏡。他在《奇蹟醫生陳衛華20年戰勝3癌！》一書中寫道，三十二歲時他正在大醫院擔任心臟科主治醫師，每天都異常忙碌。當時，他左腳大拇趾的灰指甲一直好不了，雖然心裡感覺怪怪的，但因為工作忙碌而持續忽略。直到有一天，大拇趾突然感覺劇痛，才去就診。結果X光片一照，醫生直接宣告是骨癌。

骨癌手術後，十年間平靜無波，但十年後，腎臟癌找上他！而再經過五年，幫病人看診時，意外發現自己竟罹患甲狀腺癌。經歷三場大病，他深刻地領悟到醫學教科書很少講的一些事——人之**所以會生病，終歸一句話，還是免疫力的問題**。

陳醫師發現自己之所以會生病，原因在於睡眠、飲食、生活方式的紊亂，於是他開始用正確的方法照顧身體，提升免疫力，人生就此開始逆轉，他曾感性地說：「罹患了三種癌症，能幸運地康復，除了感恩，還是感恩。」

一般來說，連續得到三種癌症的患者，不是怨天尤人，就是自暴自棄。但陳醫師冷靜以對，積極抗癌，他體悟到：「不要抱怨任何事，這是上天對你最好的安排，如果沒有這次的生病，你不會知道該好好愛護自己的身體，也許將來會生更嚴重的病也不一定。所以要先懂得感恩。」

多數癌症的出現，並不是因為你「真的很衰」的關係，而是因為幾十年下來，免疫失調從第一、第二、第三階段，走進第四階段，或者繞過第三階段、直接進入第四階段。皮膚與黏膜症狀的警鈴響了幾十年，你是否有在聽？是否有認真聽？是否去想警鈴大作的原因？還是嫌這些症狀很吵，總急著把警鈴關掉？

我在看診時，常從皮膚與黏膜症狀開始著手，它們代表了初期的免疫失調。我協助求診的上班族，學會聆聽自己身體的警鈴聲，找出體質的根本弱點。而且從提升睡眠品質開始，鍛鍊正念與改善飲食，拒絕腦疲勞，打造免疫力。

13 三大問題，揪出失眠「通緝犯」

睡眠，是擺脫腦疲勞、腦老化、代謝症候群、心血管疾病及免疫失調的入門磚。相信至此你已經徹底了解睡眠的重要性，但要從什麼地方做起呢？

英國推理小說作家阿嘉莎・克莉絲蒂（Agatha Christie）在其偵探名著《東方快車謀殺案》（*Murder on the Orient Express*）中寫到：一九三四年，比利時名偵探赫丘勒・白羅（Hercule Poirot）剛偵破耶路撒冷的文物失竊案後，又接到新任務，於是趕搭東方快車回倫敦，結果列車上竟然發生命案，同時蒸汽火車又為雪崩所困。

冰天雪地中，隱藏的兇手遲遲未現形，他臨危授命偵辦命案，經過層層的抽絲剝繭，才解開一場超乎讀者想像的大陰謀。

書中名偵探白羅之所以能夠奇蹟似地破案，憑藉的是他對於秩序感的追求，對於人事物「不對勁」的高度敏感，以及永不平息的好奇心。你對於失眠，是否也有這樣的好奇心？願意和我一起探究並揪出害你失眠的「通緝犯」，提升好眠力嗎？

想要提升睡眠品質，首先要從「吾『夜』三省吾身」做起，當夜裡躺上床後，卻無法入眠時，請自我反省以下三件事情：

- 我夠累嗎？
- 我夠準時嗎？
- 我太亢奮嗎？

ϟ 自問一：白天的我夠累嗎？

許多上班族抱怨：「我明明已經很累了，可是躺到床上還是睡不著！」這是為什麼？大腦和身體活動了一整天，到了晚上自然會感到疲累、想要睡覺，這是睡眠的自然驅力。因為細胞為你認真工作時，會產生了許多代謝廢物（如乳酸），工作愈久產生愈多，透過調控延腦、視丘、下視丘等部位，讓腦波變慢、震幅變大，改變神經傳導活動，引發疲累感與睡眠的欲望，總稱為「睡眠債」（清醒的時間愈久，睡眠債就愈高）。目的就是讓細胞有機會休息，明天才能活力充沛、繼續幹活。

睡眠債就像美元貨幣，相當好用卻十分有限，我稱它為「睡美金」。常常你自以為累，其實「睡美金」根本不夠，躺到床上還是睡不著。反之，你自以為不累，躺到床上卻呼呼大睡，表示「睡美金」比你想像中的多很多。

生活中有許多惡習都可能導致「睡美金」不足，包括以下要和你討論的：白天打瞌睡、午睡時間過久、經常恍神、太少活動身體、太少動腦等因素。白天時，努力讓大腦與身體的疲勞感達到最大，幫自己賺進更多「睡美金」，晚上自然容易入睡。請發揮耐心、放下抱怨，誠實檢視自己的「睡美金」是否足夠。

白天時，老是打瞌睡？

打瞌睡對睡眠長度與品質的危害甚大，如前文中的佳芬，失眠的主因就是「睡美金」不足。雖然白天要工作，晚上還要帶小孩，勞心也勞身，讓她賺到「睡美金」，但卻因為「揮霍無度」，整天打瞌睡、小睡、分段睡，把珍貴的「睡美金」花掉了，到了該睡覺的時間反而睡不著了！

這樣的人還真不少，白天裡忍不住睡意，有事沒事就小睡片刻，到了晚上再煩惱失眠問題。白天頻繁打瞌睡，等到夜眠時當然睡不好，辛苦的上班族除了認真工作，還要成天煩惱睡眠問題，對於工作表現跟健康而言是極大危機。

許多上班族不管辦公、開會、出差，都能打瞌睡，甚至還有睡到忘記要下班的，白天睡得多了，當然晚上失眠，隔天昏沉，影響工作效能。

我會建議：白天時保持清醒；多活動身體與大腦；利用明亮光線盡量避免打瞌睡的情況……都能加強夜眠品質。

午睡時間一定超過半小時？

前文中的佳芬為了彌補前一晚的失眠，午睡時間長達一個半小時，是導致「睡美金」大失血的重要原因。

上班族到底需不需要午睡呢？原則上，不需要。**若非午睡不可，建議不超過半小時**。午休一旦睡超過半小時，便會進入深層睡眠，結果中午睡太多，晚上當然更不好睡。真正需要午睡的是超過六十五歲以上的銀髮族，或有心腦血管疾病患者；半小時的午睡可以幫助穩定自律神經，改善心腦血管功能。

但如果你已深受失眠之苦，覺得中午不好好補眠不行，那我要煞風景地指出——小心！你失眠的原因正是你覺得很重要的午睡！

建議失眠者完全不要午睡，才可以累積到足夠的「睡美金」，增進夜眠的長度與深度。儘管一天不午睡，也不見得能馬上治好失眠問題，但只要先把「睡眠時鐘」修理好，失眠終會好轉。

若能在午餐時或餐後補充水果，例如香蕉、蘋果等，攝取足夠的維生素；想睡時起身走動……都能幫助大腦補氧、重振精神，不需午睡來干擾晚上睡眠。

久坐不動，太少活動身體了？

久坐不動（sedentary）是現代工作形態的通病。上班族久坐少動，身體細胞產生代謝廢物不足，細胞不夠疲累，「睡美金」自然不足。即使到了晚上，明明大腦及心理覺得很累，卻遲遲無法安然入睡，竟然是因為身體不夠累！

建議你在上班時間，每隔一段時間就起身動一動。提到久坐不動，許多醫生更是名列「榜首」，他們是最容易坐下就不起身的族群，經常早上一屁股坐到診間就一路看診到傍晚下診才起身。**除了可能導致失眠外，久坐也容易造成肥胖、高血壓、代謝症候群、心臟病等慢性病**。許多臀部反覆長疼痛膿包的上班族，便是肇因於久坐不動。

近年來的研究還發現，**久坐與大腦萎縮也有關，會引發大腦老化！**說到底，無論失眠或失眠引起的慢性病，都是因為沒有「活動身體」所致，適當地活動必然有所幫助。

是否經常恍神又太少動腦？

手機久久沒有碰觸，就會進入省電模式，螢幕畫面瞬間變黑。許多上班族也常有類似狀況——人不自覺開始恍神、放空、呆滯、眼皮沉重，進入「休眠」模式。

上班時間恍神，下班看電視也恍神，等躺到床上反而卻睡不著，心裡忍不住埋怨：「奇怪，明明白天都沒睡，為什麼晚上還是失眠？」殊不知白天裡三不五時地恍神，進入「半睡眠」狀態，而太少動腦，等於是將「睡美金」泡進水裡，當然影響晚間睡眠。

此外，許多退休銀髮族都很重視養生，一大早就到公園運動兩小時，再花五小時去郊外爬山，傍晚再慢跑一小時。明明每天運動八小時，結果躺到床上，還是睡不著！只能跟醫生抱怨：「醫生啊，我都已經運動成這樣，竟然還失眠，氣死我了，實在太沒天理了！」

問題究竟出在哪裡？

說穿了，只是因為太少動腦。許多人一退休，大腦跟著退休，堅持「享受至上」，懶得動腦。可是大腦有一條亙古不變的定律——「用進廢退」，不動腦，必然加速老化。

令人感嘆的是，現在不少年輕上班族也流行讓大腦提早「退休」。不愛動腦、逃避壓力、拖延問題，不只徒然加重職場壓力，長期下來，大腦恐怕也會提早老化。想要晚上睡得好，除了體力活動，更要腦力活動，千萬別老是恍神、不動腦。

自問二：我每天準時上床睡覺與起床嗎？

有不少上班族常抱怨：「我半夜追完劇才睡，雖然上床時間不固定，但都睡滿八小時才起床。為什麼每天精神還是這麼差？而且變胖了，到底怎麼回事？」

這是因為——睡眠長度雖然重要，但睡眠時間是否規律，對於大腦與身體同樣重要。

二〇一七年三位諾貝爾生理醫學獎得主、是研究「生理節律機轉」的科學家——傑弗里·霍爾（Jeffrey C. Hall）、麥可·羅斯巴希（Michael Rosbash）、邁克爾·楊（Michael W. Young），他們發現：晝夜節律（circadian rhythmicity，也就是俗稱的「生理時鐘」）不只是決定睡眠良窳的關鍵，舉凡大腦功能、細胞代謝、免疫狀態、荷爾蒙分泌、肝臟解毒等細胞生理運作無不牽涉在內。

熬夜、作息不規律是家常便飯？

你常熬夜或輪夜班嗎？捨不得睡、想睡就睡，睡到自然醒嗎？你白天愛打瞌睡、起床和上床時間不固定嗎？

二〇一八年，英國格拉斯哥大學（University of Glasgow）研究團隊針對九萬多名受試者，戴上二十四小時的活動計測，進行晝夜節律的研究。

研究過程中，他們將晝夜節律的不穩定度分成五級，並嚴謹地排除干擾因子（如年齡、性別、種族、喝酒、抽菸等）後發現：晝夜節律不穩定度每增加一級，得到重度憂鬱症的機率會增加六％、躁鬱症增加一一％、情緒不穩定增加二％、神經質個性增加一％、孤單感增加九％，而快樂感則減少九％、健康滿意度減少一〇％。此外，大腦反應速度也顯著變慢。

這項研究證實了晝夜節律和大腦疾病、情緒狀態的關聯（該研究刊載於《刺胳針精神病學》，二〇一八年六月第五卷，第六期，第五〇七至五一四頁），告訴我們：準時起床、準時睡覺，能讓你變得快樂、更健康、不孤單、更放鬆、負面情緒變少，憂鬱症與躁鬱症都遠離你。

我們的「節律調節器」（Zeitgeber）位於下視丘的視交叉上核（suprachiasmatic nucleus, SCN），接收來自日光與黑夜的藍光訊號，打到視網膜上的「內生感光視神經細胞」（ipRGC），透過光色素（photopigment）轉化為神經電訊號，再傳到視交叉上核，而非經由錐狀（cones）與桿狀細胞（rods）這兩種視覺感光細胞。

接著，視交叉上核接受血清素與褪黑激素的調控，繼續發出神經迴路指揮整體大腦、自律神經與全身生理運作，更調控多個掌管晝夜節律的基因，它們不只影響睡眠，更指揮多項生理功能，包括進食、認知行為、荷爾蒙分泌、免疫系統、體溫調控、血糖控制、新陳代謝等。

若我們長期作息不規律，**內在生理時鐘和外在日光訊號持續錯位，不只引起睡眠障礙，更會增加神經退化疾病**（如巴金森氏症、癲癇）、**代謝症候群**（如糖尿病）、**心腦血管疾病**（如心臟病、腦中風）、**過度發炎**、**感染症**、**自體免疫疾病**、**癌症等風險！**

職場壓力無上限，優質睡眠是減壓關鍵，先調好「生理時鐘」，若能固定晚上十一點前上床，早上七點起床，那再好不過。不熬夜之外，盡可能不輪夜班，避免導致疲勞、心血管疾病、消化道潰瘍以及癌症。

你睡前還在滑手機、看平板電腦嗎？

國際睡眠基金會（ＮＳＦ）建議，成年人每晚需要七至八小時的完整睡眠時間。但是，許多人因智慧型手機魅力無限，不僅上班滑、下班滑，就連走路滑、睡覺也滑，愈滑愈興奮，犧牲睡眠在所不惜，殊不知要付出的健康代價可大了！

譬如三十五歲的電子工程師政華，多年來苦於滿臉痤瘡，看遍診所、醫院都無法改善。後來他輾轉找到我，第一次看診就滿臉苦惱地詢問：「為什麼我一直長痘痘？」

我直接問他：「你睡得怎樣？」像久藏的心事被猜中般，他嘆了口氣說：「沒錯，我一直睡得很少。」

原來，他白天辛苦工作，下班後還不休息，經常熬夜玩手遊到半夜兩點才睡覺，隔天早上六點又得起床上班，睡眠時間僅有四個小時。不管是熬夜（晚於午夜十二點入睡）、睡眠長度不足或品質不佳，都與痤瘡的產生關係密切。長期嚴重睡眠不足，只是長痘痘，恐怕是最輕微的健康代價。若他繼續熬夜，也許明年就會因為高膽固醇血症、胃潰瘍或膽結石來找我了。

雖然政華經常熬夜以致睡眠不足，但真正的問題是他為了玩手機遊戲而熬夜。為什麼玩手遊會影響他的睡眠與健康呢？

根據哈佛醫學院（Harvard Medical School）與波士頓布萊根婦女醫院（Brigham and Women's Hospital）研究發現，連續五個晚上、睡前看四小時的平板電腦，就會導致夜間睡意減少、快速動眼睡眠變短，早上醒來更想睡、需要花更多時間才能清醒；進一步檢查，還發現褪黑激素降低達五五％！人體細胞內，一〇至三〇％的基因都是晝夜節律基因，而褪黑激素更是「生理時鐘」的總指揮。

無論是手機或平板電腦，皆為ＬＥＤ光源，具有**高能量的藍光**，**會直接抑制大腦褪黑激素的製造**。這些手持裝置散發出來的藍光，打在視網膜上的能量（流明〔lumen〕，眼睛實際感受到光源的亮度），是書本反射一般光源的三十倍以上；相反地，閱讀同樣內容的紙本書時，不僅睡眠長度、品質、效益最佳，褪黑激素還增加了一九％。

更令人憂心的是，智慧型手機的藍光比平板電腦的強度更高，與眼睛間的距離更短，而藍光對褪黑激素的危害更嚴重。因此，在夜間「看」３Ｃ產品，必然會導致褪黑激素濃度不足，不僅嚴重破壞生理與睡眠節律，還可能導致以下問題：

- 失眠症。
- 睡眠相位延遲，也就是每天愈來愈晚睡、愈來愈晚起床；夜貓子現象。
- 長期睡眠品質不佳。
- 心腦血管疾病。
- 代謝症候群。
- 大腦疾病，如憂鬱症、躁鬱症。
- 癌症，如乳癌、大腸直腸癌、攝護腺癌。

褪黑激素分泌量與年紀成反比，隨著年齡增長，褪黑激素分泌量已經大幅減少，在正常的情況下，睡眠品質會逐漸變差、生理運作日益失序，我們若還任由藍光來加速這些老化過程，生病不正是自找的嗎？

熬夜「看」3C的生命代價

有不少人罹患了大腸直腸癌、攝護腺癌等癌症，卻無相關家族病史，始終抓不到「元凶」。小心，兇手可能就是——熬夜使用3C。因為，3C藍光會強烈壓抑褪黑激素分泌，已有研究發現褪黑激素過少與癌症產生有關。

根據二〇一七年十二月十八日《鏡週刊》的報導，羅東博愛醫院神經外科主治醫師江俊廷在四十一歲那年，被診斷為腮腺癌末期。當時，醫生告知他只剩三個月的壽命。從醫生變成病人，他本來打算放棄治療，但最後還是堅持下來，因為江爸爸只給了身為醫生的他一項任務——想辦法把自己治好！

為什麼身為醫師會連自己生病了都沒發現呢？眾所皆知，外科醫師工作重、壓力大，也許比一般人還不重視健康。就像江醫師，罹癌前體重已經破百、無肉不歡，每天斤斤計較薪水、職位、車子、房子，覺得都比別人差，過得相當不開心，脾氣暴躁，天天罵病人，連醫院院長都罵，每週酒醉五天，更不用說不時熬夜狂打電動。

也許打電動是為了抒發壓力與負面情緒，但徹夜接受藍光刺激，犧牲大量睡眠，再加上肥胖、負面情緒、酒精濫用等問題，他在四十一歲的盛年就爆發了癌症。

他在生病後才發現，人生沒有一樣東西帶得走，「活在當下」才是最重要的，從此學會「不計較」，徹底調整作息。

熬夜玩3C、犧牲睡眠固然為禍甚烈，但日夜顛倒的工作形態可能一樣危險。根據報導，一名三十六歲女性發現左腮下方有一顆小硬塊，原以為是皮下痘痘，持續擦了一陣子藥膏仍未消退，就因為太忙碌而忽略了。半年後因為硬塊變大、變痛，求診才發現竟是下頷腺的腮腺癌！這是一種相對罕見、容易復發、化療無效的惡性腫瘤，經手術切除、配合光子刀放射線療法才控制住。

原來，這位女性患者從事網路銷售，半夜一直盯著螢幕工作、白天睡覺，雖然睡與醒的時間看似規律，但日夜完全顛倒，也得小心癌症上身！

ϟ自問三：思緒過多？捨不得睡？我太亢奮了嗎？

有些上班族告訴我：「我明明很想睡覺，躺到床上整個人卻清醒了？」有些人則說：「為什麼一躺在床上，就開始想東想西，沒辦法控制我的大腦？」

這些狀況反映出腦神經（包括交感神經）過度亢奮導致的失眠，可能肇因於：心理壓力、放鬆能力低下、容易失眠的個性、咖啡、酒精或食物的影響、不良睡前習慣、過度使用3C、自律神經失調等。

接下來，你可以試著檢核自己是否有以下情況。

焦慮、擔心，你正承受著心理壓力？

門診中最常見的失眠形態，就是精神生理性失眠（psychophysiological insomnia），原因可能來自職場壓力、家庭衝突、財務糾紛等，啟動了壓力生理反應，大量分泌壓力荷爾蒙，包括腎上腺素、正腎上腺素、皮質醇，交感神經也亢奮起來，活化了延腦的網狀結構（reticular formation），在情緒、行為、認知、身體各方面都變得更焦慮，怎麼樣都睡不著。

尤有甚者，因為過度焦慮，出現習得性的睡眠障礙（例如一看到床就清醒了），變成慢性失眠，且因睡不著的挫折感與疲累感，真的產生了焦慮症、恐慌症、憂鬱症等精神疾病，讓失眠更惡化。部分人士還因此出現自殺意念。

雖說心理壓力是重要原因，不過，也只有二五％的失眠症患者能找出誘發失眠的心理壓力；而七五％會說：「我明明沒有什麼壓力啊，為什麼會失眠?!」這可能是心理壓力以外的原因，我將逐一為你介紹，但有不少是被忽略、壓抑或轉移的深層心理壓力，需要透過心理治療才能找出。

張醫師的偶發失眠事件

有一天，我帶著輕鬆的心情下班，卻在捷運上接到一件工作投訴事件的通知，頓感天降橫禍。這件事情是我在不知情、也難以掌控的狀況下被牽連的。那時，已經晚上十點了。

當晚十一點半，我準時躺到床上，卻沒能像平日一樣地輕易入眠。我腦中思緒翻滾，整顆頭感覺燙燙的，就像過熱卻關不了機的電腦，又找不到強制關機的按鍵。

幸好，這股心理壓力只維持了一天，隔天事情有了轉機，讓這次的失眠只是一個偶發事件。

偶然失眠時，當夜我可能只睡三、四個小時，但隔天還是準時起床，利用正念練習，盡可能減短煩惱及焦慮的時間，使自己專注在工作上。白天不輕易午覺、一樣保持身體動能，一路撐到晚上，再提早去睡，隔天仍準時起床。

我不太擔心自己的睡眠是否不足、會有什麼嚴重後果，只關注：自己是否維持生理時鐘？生活有無正常？煩惱時間能否更少？最後，「時間」這位偉大的治療師，真的讓我遺忘了煩惱，恢復睡眠。

害怕清閒？大腦總是無法放鬆

白天裡，許多工作者為了工作與家庭，片刻不得清閒；到了晚上，好不容易可以上床準備睡覺了，卻發現離睡眠的時間還有五分鐘空檔，該不該兩手一攤、徹底放鬆，好好地享受「浮生半日閒」呢？

然而，許多人會忍不住想：「不行，這樣就睡太浪費了！」立刻抓起智慧型手機，開啟遊戲App、進行戰鬥，或點開追到一半的連續劇，不知不覺間，半小時、一小時就過去了！這就是所謂的「放鬆焦慮」。

面對可以放鬆的時間，我們竟然不自主地焦慮起來，心態是：「總要做點事情吧！」對於放鬆身心、什麼事都不做、讓大腦休息……我們總是感到不安，因此急著把時間填滿，為自己塞進更多的「目標」（遊戲破關、連續劇進度、臉書訊息……），讓自己已經一〇〇%的忙碌，變成一一〇%。我們嘴上明明喊累，卻不願意讓自己的心、自己的大腦真正獲得休息。這是多麼矛盾的人性！

在睡前二小時，請你先放下手機及電腦，安排放鬆活動，例如簡易伸展或散步；而睡前可以練習「腹式呼吸法」（可見二二六頁）、「身體掃描法」（可見二三〇頁）……在忙碌的生活中，你欠缺的不是「奔跑」，而是「暫停」的放鬆能力。

急性子、完美主義，你具有「失眠性格」嗎？

我稱容易導致失眠的性格為「失眠性格」。有些人從學生時代就難睡，有些是進入職場後，有些人則是從中年開始……。

有一位患者是某大企業派駐大中華地區的執行長，年僅五十一歲，但近四年來，一直為失眠所苦，每天頂多只能睡五個小時。除了難以入睡外，睡著後也總是做夢，不斷夢見和難纏客戶談判，連在夢裡都還繼續工作，半刻不得閒，醒來異常疲倦。

為了睡眠問題，他遍訪名醫，這些名醫也提供了許多建議和方法，但他每次都成功驗證——名醫的方法都是錯的！

因此，他總是責怪醫師：「為什麼你開給我的安眠藥都沒效？」但當醫師準備解釋安眠藥的耐受性（俗稱抗藥性）時，他根本不聽也不讓醫師講，頻頻插嘴抱怨：「為什麼我一開始失眠的時候，在○○診所吃一個星期的藥就有效，現在你開給我的藥都沒效？」

當醫師想開口解釋「這就是耐受性」時，他又追問：「為什麼我的球友△△企業的董事長也失眠，吃了一種安眠藥○○○就呼呼大睡？你有沒有那種藥？」

最後，醫師終於可以說話了：「有啦，你早就吃過了，還罵那藥一點用都沒有！」其實像他這樣的失眠者，心裡真正想問醫師的是：「你有沒有『仙丹』，讓我一吃馬上入睡？」

比起反省自己，這類失眠者更喜歡責備醫師，老是今天稱讚藥物多麼神奇，明天又怪藥物多麼糟糕，無形中，暴露了其**「失眠性格」——急性子＋完美主義＋自戀狂**。

急性子，也就是前文中曾提過的「A型性格」，心急、沒耐心、步調快、閒不下來、一沒事做就沒安全感，又具攻擊性，動輒發脾氣。

完美主義則是前文中提過的「強迫性格」，非常愛鑽牛角尖，喜歡掌控事情；若無法掌控所有細節達到完美無缺，就沒有安全感。這類型的人不只掌控自己，更愛掌控別人，因此睡不著時心裡就急了，想要掌控睡眠卻更加失眠。

至於自戀狂，便是精神醫學上所謂的「自戀型人格」。白天裡，覺得只有我最行，別人都不行，「眾人皆醉我獨醒」；但到了半夜在床上翻來覆去時，發現「眾人皆睡我獨醒」，別人都很行，怎麼偏偏我不行，不禁又急又氣。聽不進醫師的忠告，貶低醫師醫術不好，自己不虛心反省，只是一直怪東怪西，失眠怎麼可能好？

當內心這麼多衝突的情緒與想法，睡神怎敢附身在他身上？睡不著的時候，他恐怕還會怪睡神，把祂揍上一頓呢！因此，你要練習鬆開對於睡眠的掌控慾，不要因為睡不著而有壓力，不如起身做些靜態活動，像是閱讀或伸展，等有睡意時在躺回床上；或在床上練習「腹式呼吸法」（可見二二六頁）、「身體掃描法」（可見二三〇頁），讓自己放鬆。

失眠的地雷——隱藏在你體內的咖啡因

近年不太失眠的我，在某天晚上竟然失眠了。原來，一位熱心的朋友白天請我喝了知名品牌咖啡（真夠義氣），香醇濃郁，十分享受。當晚，我因為已連續好幾天為了工作早起、睡眠不足，於是十一點半就上床睡覺，心想至少有七個半小時的睡眠時數。

沒想到半夜突然清醒，一看鬧鐘才清晨四點，翻來覆去再也睡不著。我立刻意識到是那杯「義氣咖啡」，乾脆起身寫下這個令我刻骨銘心的失眠經歷。

雖然市售咖啡一杯的容量都差不多，但不同品項的咖啡因濃度卻天壤之別，不可不慎。由於咖啡因的半衰期（被身體代謝到剩下一半所需的時間）至少八小時，白天喝太多或太晚喝，如傍晚五點以後才喝咖啡，都很容易影響夜眠質量。其實，只要親身經歷過一次失眠的痛苦，下次就知道該節制咖啡因了。面對失眠，自己是要負完全責任的。

有趣的是，也有醫師朋友睡前一定要喝咖啡，不喝睡不著。這該如何解釋呢？

搞不好是「咖啡因戒斷」發作了！雖然，目前尚無「咖啡因成癮」診斷，但當大腦運作開始依賴咖啡因，少了它，大腦可能出現頭痛、憂鬱、無法專心、噁心、嘔吐、肌肉痛、僵硬，以及昏昏欲睡等生理反彈，這就是咖啡因戒斷。

當然，我也遇過患者失眠卻堅稱：「我才沒有喝咖啡！」窮追猛問才發現，雖然他沒喝咖啡，但每天一定要喝一大罐茶葉浸泡的濃茶，一千西西以上，從早喝到晚。一般來說，茶葉的咖啡因濃度是咖啡的三分之一，然而鎮日浸泡，咖啡因持續釋出，這麼一來，也容易因「咖啡因中毒」而失眠。

除了咖啡、茶葉以外，含咖啡因的飲品、食物或藥物還不少，如可樂、含糖飲料、巧克力（可可）、能量飲料、感冒成藥、頭痛藥等，皆是失眠的地雷區。

我曾遇到患者抱怨：「只喝一點點茶，怎麼可能會失眠？」確實，這位患者接觸的咖啡因量很少，但關鍵在於他的肝臟咖啡因解毒酵素功能不佳。別人即使喝下多量的咖啡因，肝臟還是能夠代謝，晚上依然睡得著；但他的肝臟即使只有很少量的咖啡因，還是代謝過慢或無法代謝，就算半夜了，體內的咖啡因濃度還是過高，當然睡不著。

還有患者質問我：「醫師，我以前喝咖啡都能睡，為什麼現在不能睡？一定不是咖啡因的關係，那是什麼原因？」

我心裡忍不住ＯＳ：「就老了咩！」**肝臟的解毒酵素能力會隨著年齡變差，腸胃、免疫或荷爾蒙等生理系統也會老化，自然不像年輕時挺得住咖啡因攻擊**，當然就睡不著了。

行醫多年，我發現願意花心思了解身體真相的患者真的不多，況且面對逐日老化的身體確實需要勇氣！對許多人而言，與其積極地找出真實原因，怪東怪西不是比較簡單嗎？

喝酒助眠真的有效？

許多人都有睡前小酌的習慣，有些人則是豪飲，因為醉茫茫的很好睡，又可以放鬆壓力，多好！但好景不常，他們很快就會發現酒後的睡眠不僅淺眠、多夢、早醒，再加上膀胱脹，常會半夜頻跑廁所而中斷睡眠。

喝酒助眠，本質上是「飲鴆止渴」的行為，酒精會破壞睡眠機轉，傷害神經細胞，造成淺睡、多夢、早醒；再者若不幸染上酒精成癮症，將不可自拔地殘害自己，造成腦傷不說，還會摧毀肝臟、腸胃、營養與免疫系統，當然，失眠就成為必然的命運了！

睡前兩小時不應該做的事，你都犯了嗎？

有次假日出遊，晚上回到家，感到肚子有點餓，就吃了蒸肉粽、黑糖糕及花生麥芽糖。當晚特別疲累，躺下就睡著，但半夜竟然莫名醒來。我在黑暗中摸到鬧鐘，模模糊糊地一看才三點！半夜醒來對我來說是不常見的事情，放下鬧鐘，我試圖再度入睡，仰躺、左躺、右躺、趴睡……怎樣都不對！拖了兩個小時，才又進入淺睡，隔天超級累。

當天我沒喝太多咖啡，為什麼還會失眠？

仔細推敲，才想到兇手就是宵夜食物，肉粽因為糯米是高升糖食物，GI值（升糖指數）高達一〇五，比葡萄糖（一〇〇）還高；黑糖糕含有黑糖、精製澱粉，麥芽糖含蔗糖與葡萄糖，也都屬於高升糖食物。這些高升糖食物大大提升了我的「睡」前血糖（不是「飯」前血糖），刺激交感神經興奮、分泌多巴胺、刺激神經發炎，難怪會出現失眠的「懲罰」。

這也是為何我們應該少吃宵夜。若真有吃宵夜的需要，也應避開這類高升糖食物。此外，辛辣、油炸食品也有類似的生理效果，建議盡量避免。

還有，睡前兩小時不要喝太多水，只要喝下一百二十西西的液體就可能會影響當晚睡眠，半夜因為膀胱飽脹，而不斷地送出訊息給大腦：「主人，趕快起來上廁所，我快爆了！」即使睡得再深，也不得不醒來，睡眠一旦被打斷，褪黑激素濃度不足以讓人再順利入眠，以致不得不早醒，實在很令人困擾。

「睡覺皇帝大」，不要再折磨自己了，睡前兩小時請盡量避免以下「好眠NG行為」：

● 吃太多高升糖食物，譬如麵包、麵條、糯米、甜點、餅乾、薯條等。
● 吃辛辣或刺激性的食物，譬如麻辣鍋、辣椒、胡椒、辣豆瓣醬等。
● 喝超過一百二十西西的水。
● 進行壓力性的談話。
● 吵架。
● 進行有氧運動。
● 看電視，尤其是會刺激情緒的節目內容。
● 臥室裡有塵蟎、灰塵、黴菌、貓毛或狗毛等過敏原（請白天先行清潔喔）。

睡前使用手機八分鐘，交感神經亢奮一小時

在前文已請讀者自問：「你睡前還在滑手機、看平板電腦嗎？」我特地指出３Ｃ藍光抑制了一半以上的褪黑激素分泌，嚴重危害睡眠、大腦與身體。接下來我將補充說明，３Ｃ導致神經過度亢奮，危害了睡眠。

二〇一八年九月，台灣大學與台大醫院一項重要研究登上知名的《美國國家科學院院刊》。研究發現小鼠實驗中，睡前眼睛接受八分鐘手機藍光（長波長藍光四七〇奈米）刺激，可導致全身交感神經亢奮超過一小時，造成心跳加速、出汗、血壓升高及腎臟交感神經過度活化等壓力反應，休眠的毛囊幹細胞活性也增加。

當交感神經活化，大腦進入緊急應變狀態，本來就沒辦法入睡，若還引起心理上的興奮感，當然更不容易入睡。即使睡著，也勢必淺眠多夢易醒，危害睡眠品質。3C造成睡前交感神經亢奮的原因，不只是用手機上臉書、看訊息或追劇而已，電玩影響更大。

有些上班族睡前玩線上遊戲或手機遊戲，玩到欲罷不能，乾脆熬夜打通宵。想像一下，若你連續十個小時都遊走在廢墟間，搜尋躲在暗處的狙擊手、閃躲隨時轟向你腦袋的子彈，不時與大批恐怖分子展開激烈槍戰，你的交感神經飆向人生最高峰，腎上腺荷爾蒙更是爆表，身為美國海豹部隊執行槍戰任務中的你，還能睡嗎？

事實上，現代3C不僅影響睡眠品質，許多人在清醒的狀態下，即使手機安靜無聲、沒震動，卻一直感覺到手機在震動，被稱為「幽靈震動症候群」（phantom vibration），推測與交感神經過度亢奮有關。

許多人不只白天發生震動幻覺，就連晚上入睡還擺脫不了。像是手機重度使用者的立偉，他是一名業務，手機從不離身，睡覺時手上還握著手機。一晚，他好不容易睡著了，卻夢見手機狂震動，夢中的他想著一定是老闆傳Line給自己，於是便伸手去接，卻一直接不到。醒來後，發現手機就在手上，並沒有任何震動，更沒有Line訊息。

他雖然不是醫師，卻像在醫院值班——隨時警戒來電震動或緊急訊息，要為患者進行急救，因此交感神經緊繃、心理高度警覺，導致淺眠易醒。事實上，他根本沒有比睡覺更急的事了，何必緊握手機呢？坦白說他已經被手機綁架，把大腦當成「肉票」，每天晚上都被「撕票」，卻麻痺地覺得沒關係。

上班族已經沒時間睡覺，又擁有多項睡眠惡習、重度使用3C產品，當然睡不好！

自律神經是什麼？你有自律神經失調嗎？

許多罹患失眠症的上班族讀到這裡，可能還是找不出自己失眠的原因，其中我認為多半出在「自律神經失調」。

自律神經是從腦神經出發，分布到身體所有組織與器官的神經網絡，分為交感神經，開啟壓力應變模式；以及副交感神經，啟動放鬆休眠模式。失眠者交感神經過度亢奮，副交感神經活動過度低下，或者整體自律神經活性下降，很容易導致清醒時高度警覺，想睡時卻睡不著、淺眠、多夢、早醒。

若你是「入睡困難型」的失眠患者，通常是副交感神經功能不足；若你是「睡眠時常中斷」，可能是交感神經亢進引起；若你是前文提到的「失眠性格者」，你的交感神經多半亢進，副交感神經功能也不足，伴隨整體自律神經活性下降。

自律神經失調講來簡單，其實病因相當複雜，不只是身心壓力造成，更包括：腎上腺荷爾蒙皮質醇過高或過低、女性荷爾蒙失調（如經前症候群、更年期等）、發炎體質（免疫系統持續處在急性過敏或慢性發炎狀態）、長期重金屬累積等，您可參考第五章「食神級好食力」章節內容，了解相關檢查與治療方式。

在台灣，大多數民眾接受到的是鎮靜安眠藥物治療，如BZD類安眠藥（失眠最常見的藥物有

ＢＺＤ及非ＢＺＤ兩種），對於中度至重度失眠症有一定的幫助。這類安眠藥的藥理機轉是透過刺激ＧＡＢＡ受體（神經細胞表面的接受器，可接受ＧＡＢＡ或藥物刺激以抑制細胞活動），讓氯離子流進細胞內，壓抑交感神經活動，而能放鬆身心、產生睡意、維持睡眠。

有不少大型研究對於長期使用安眠藥提出警訊，認為安眠藥會影響睡眠結構（指兩大週期：快速動眼期和非快速動眼期），包括抑制慢波睡眠、快速動眼睡眠，如前文關於失眠引起腦疲勞所述，這些睡眠階段受到干擾後，可能影響學習、記憶、情緒調節等層面，出現健忘、分心、恍神等。部分患者則出現頭暈及跌倒，特別在銀髮族，使用不可不慎。

根據健保署二〇一八年統計，全台服用鎮靜安眠藥人口達四百一十八萬人（五人中就有一人），一年處方藥物量超過八・八億顆，李伯璋署長認為應重視「非藥物治療」。事實上，許多上班族自知不吃安眠藥就完全沒辦法睡覺，吃了又怕依賴或副作用，相當矛盾。最根本的解套方式就是積極鍛鍊「好眠力」，同時把「正念力」與「好食力」練到最強。

14 活得像賽馬、公雞和水母的睡眠法

恭喜你！當你一一揪出失眠的通緝犯後，便已經獲得進入夢鄉的入場券。接下來，只要學好「好眠三招」，馬上有機會升級入住夢鄉五星級酒店：

- 像賽馬一樣累；
- 像公雞一樣準時；
- 像水母一樣放鬆。

第一招：像賽馬一樣累

白天愈清醒，「睡美金」就存得愈多。白天活動時，盡量讓大腦與身體的每一個細胞都累了，晚上保證眉開眼笑地進入夢鄉。

最重要的是，減少自己白天小睡的機會！古人為了考取功名，搏得鹹魚翻身，不惜「懸梁刺股」對付瞌睡蟲，努力保持清醒；幸運的是，身為現代人，我們不需要如此虐待自己，倦了就給自己五分鐘，起來散散步或到洗手間洗臉、喝杯水。

當瞌睡蟲爬到你身上時，可善用芳香療法，選取如茶樹、檜木、薄荷等精油，趕走瞌睡蟲。請記得——白天愈清醒、晚上愈好睡。

隨時起身走走，保持有氧運動習慣

上班族每半小時就給自己十分鐘（或每一小時給自己十五分鐘），離開3C螢幕以及手邊工作，起身喝水、上廁所、走到戶外呼吸新鮮空氣，便可有效活動身體。每小時、每天、每年持續執行，定能收積少成多之效。

更進一步，多做有氧運動，例如快走、慢跑、騎自行車、踩飛輪、打球、游泳等；再配合伸展運動，例如瑜伽、太極拳、氣功等。

運動能夠扭轉大腦神經傳導物質的失調、改善代謝機轉、保護製造能量的細胞粒線體、增加血液中的菸鹼醯胺與β-羥基丁酸，進而幫助大腦抗衰老。運動也能刺激腦部海馬迴細胞生長，預防失智症。而有氧運動的抗老化效果較伸展運動佳，建議頻率是每週三次、每次三十分鐘。

如果你真的很懶，不想活動身體，也可以利用泡溫泉或洗三溫暖，讓身體被動地進入有氧運動狀態，心跳加速、呼吸急促、大量流汗、促進血液循環，賺取大把大把的「睡美金」，晚上就更好睡了。

五大方法讓你動動腦，減緩腦退化

大腦勞累感若是不足，也會失眠的。實證研究發現，從事以下認知活動，如閱讀、學習外語、音樂訓練、正念冥想等，不僅可以多動腦、促進睡眠，更有多種好處。

多讀書：睡前讀些會讓你打哈欠的書，像是大學時代的微積分原文書、《莎士比亞全集》、托爾斯泰的《戰爭與和平》、《古文觀止》等，不少讀者看到這邊已經開始打呵欠了，非常好！或是閱讀休閒雜誌或報紙，但讀雜誌或報紙真的比不上念書帶來的好處。

美國耶魯大學公共衛生學院研究團隊，調查三千六百三十五名退休民眾與銀髮族，詢問他們閱讀習慣，收集健康資料，追蹤了十二年。他們發現和讀雜誌或報紙的人相比，讀書的人竟然多了將近兩年（二十三個月）的壽命。而且在十二年間，讀書的人降低了二〇％的死亡率。教育程度則沒有產生任何影響。

閱讀書籍，能提升我們思考的「概念密度」（也就是一句話中傳達的概念數量），增加「認知庫存」，而能抵抗老化過程帶來的腦神經耗損。

學習第二或第三外語：《神經學》（*Neurology*）期刊研究發現，學習第二種或以上的語言，可以刺激大腦增加神經突觸，提高「認知庫存」，提升專注力與執行功能，延緩多種失智症發生。

音樂訓練：演奏音樂能帶來認知刺激的效果，除了能動腦，研究發現還能刺激腦部海馬迴細胞生長，預防大腦老化。

正念冥想：在第三章中曾為你介紹的「基礎正念力」與「實戰正念力」，能刺激大腦，幫助海馬迴細胞生長，預防大腦老化。

常開車：開車牽涉多種大腦功能，如空間感知、記憶力、注意力、執行功能等，有完整認知刺激功能，能刺激海馬迴細胞生長，預防大腦老化。

第二招：像公雞一樣準時

美國睡眠醫學會（AASM）和睡眠研究學會（Sleep Research Society）的聯合共識宣言（發表於二〇一五年八月《*Sleep*》期刊）中，彙整大量睡眠醫學研究報告的結論是：成年人每天都應該睡七至八個小時；若睡不足七小時，整體健康變差，常已經罹患疾病或即將生病。關於睡眠時數的建議，可參考下頁表4-1。

有部分研究也發現，成人若睡超過九小時，也和整體健康變差有關，經常已經罹患疾病或即將生病。這可能因為：嗜睡代表身體健康已有問題，嗜睡只是初期徵兆，需要進行健康檢查，釐清潛在問題。

如果你經常抱怨工作太忙，害你每天頂多只能睡五至六個小時的話，請自問以下問題，釐清睡眠時間不足的根源究竟為何？

- 是因為工作關係而不得不晚睡嗎？
- 還是玩3C玩上癮，寧可犧牲睡眠時間也想玩？

● 拖延惡習不改，不斷延後上床時間，導致睡眠不足？

● 想睡，但躺在床上就是睡不著？

若有上述狀況，請回顧上一節「三大問題，揪出失眠『通緝犯』」，再配合本章成為「睡覺高手」，全力挽救健康危機！

固定上床與起床時間

失眠者難以入睡，拖了兩、三個小時還睡不著，但早上固定時間到了又得起床，擔心睡眠時間不夠，為了維持七至八個小時的夜眠時間，可以賴床嗎？

表 4-1　美國國家睡眠基金會：不同年齡層的充足睡眠時間建議

階段	睡眠時間（小時）
新生兒（0～3 個月）	14～17
嬰幼兒（4～11 個月）	12～15
幼兒（1～2 歲）	11～14
學齡前兒童（3～5 歲）	10～13
學齡兒童（6～13 歲）	9～11
少年（14～17 歲）	8～10
青年（18～25 歲）	7～9
成年（26～64 歲）	7～9
老年（65 歲或以上）	7～8

參考來源：www.sleepfoundation.org

答案是「不行」！因為，賴床會造成你起床時間不斷延後，終究導致日夜顛倒，生理時鐘更加混亂。

那該怎麼辦呢？建議從「固定起床時間」開始。即使是凌晨三點才睡，早上七點還是要準時起床。當然，前一晚睡不飽，白天會很累，但可以預見當晚睡意會更濃，也許那天晚上十一點去睡時，就會很快入睡且一覺到天亮，睡眠時數充足。而且因睡眠深度夠，隔天早上七點起床自然不成問題，生理時鐘也會逐漸調整到理想狀態。

睡不著就起床活動

躺在床上睡不著時，是該努力讓自己睡著呢？還是乾脆起床？

三國時代魏國詩人阮籍《詠懷八十二首‧其一》道：「夜中不能寐，起坐彈鳴琴。薄帷鑒明月，清風吹我襟。」半夜睡不著覺時，就起來彈古箏。這是正確的做法！彈首搖籃曲或夜曲尤佳，但可別吵到鄰居了。

當你躺了半小時還睡不著，一直翻來覆去，心裡會更加焦慮、愈發清醒，可能反而形成負向的心理制約，以後看到床就清醒。與其在床上翻來覆去，建議你不如乾脆起床做一些靜態活動，如聽音樂、看閒書、做做伸展操等。

雖然這些靜態活動可能有點無聊，但千萬不要在這時看3C螢幕，包括電視、電腦、平板、手機等，因為高強度的藍光、不預期的刺激性內容，會讓你更難入睡。

原則上，失眠的人需要等到睡意很濃時，再去躺在床上，進入夢鄉的機會才會高，並且還能對床鋪形成正向的心理制約——躺床＝睡著。以後一瞄到床，就很容易睡著了。

此外，再次推薦前述催眠大法——睡不著時，把《古文觀止》拿出來翻，保證兩分鐘打哈欠、三分鐘伸懶腰、五分鐘內陷入昏迷，比安眠藥還好用呢！

ϟ第三招：像水母一樣放鬆

失眠者常抱怨一躺到床上，心思就靜不下來，腦海裡一直盤旋著煩人的事，就像夏夜裡嗡嗡作響的蚊子聲般，揮之不去。

這種狀況是因為「壓力」與「放鬆」失衡的關係，當白天裡必須面對的壓力愈大，後續就需要投入愈多時間來幫助放鬆，才能達到身心平衡。但許多人壓力時間大增、放鬆時間卻大減，導致睡前自律神經失調，當然睡不著。

建議睡前安排放鬆活動，以兩小時為佳，若真的太忙，至少也要半小時。這段時間裡，讓自己放下手邊一切、完全舒壓，你可以做一些阿嬤時代的娛樂，包括：

- 外出散步，例如：就近到附近的公園散步兼呼吸夜裡的涼風與花香。
- 伸展運動，如體操、瑜伽、氣功等。
- 聆聽放鬆音樂，如大自然音樂、輕音樂、古典音樂（蕭邦的《夜曲》便相當適合）、爵士樂等。

- 泡溫水澡，可以加入一點蘇打粉或滴入約十滴的薰衣草精油，可以促進血液循環、幫助神經放鬆，鬆弛緊繃的肌肉。

練習「腹式呼吸法」

你嘗試過「腹式呼吸」嗎？若你有在練合唱、做瑜伽、練氣功，可能就會腹式呼吸法。

一般人呼吸時都是「胸式呼吸」，吸氣時，擴大胸腔「前後徑」；吐氣時，縮小胸腔「前後徑」。但腹部呼吸，在吸氣時，擴大的是胸腔的「上下徑」，也就是下壓橫膈膜。

橫膈膜是隔在胸腔肺臟，以及腹腔肝臟腸胃之間的大型骨骼肌。腹部吸氣時，刻意讓肚子往前凸，能帶動橫膈膜持續下壓，吸入更多氧氣；吐氣時，稍微壓一下肚子，讓肚子收縮，將橫膈膜向上推回，完成呼氣動作（可見下圖4-3）。

圖 4-3　腹式呼吸法

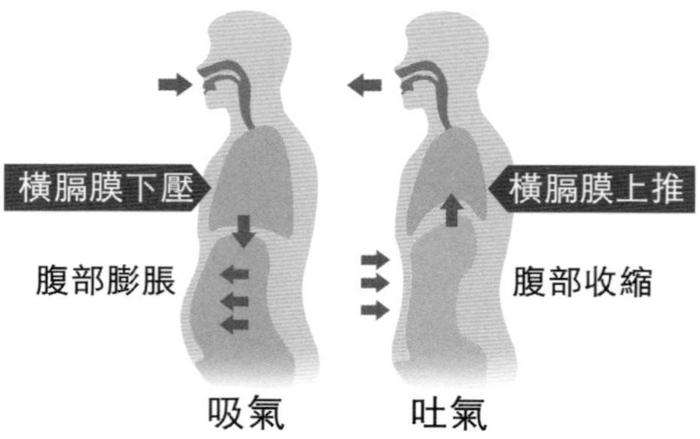

腹式呼吸的過程，能刺激行經橫膈膜的迷走神經，讓副交感神經活性提高，增加放鬆與睡眠的驅力。

一位四十歲的朋友，她在大型食品公司擔任研發部經理，工作量龐大、工作時間超長，本身又是「急性子」加「完美主義」的個性，壓力爆表不在話下。

我看她長期氣色不佳，鼻子和皮膚過敏相當嚴重，便建議她做自律神經檢測。檢測報告出來：她的自律神經狀態相當健康，相當於三十五歲的年齡。我嚇了一大跳，思索半天，實在沒有理由啊！百般拷問下，她才承認檢測當時做了腹式呼吸。

腹式呼吸能夠改善自律神經狀態，進而改善失眠，因此對於服用安眠藥多年，仍難以入睡的患者，我也請他們進行腹式呼吸練習。之後回診時，這些患者紛紛告訴我：腹式呼吸真的有效！

張醫師的腹式呼吸法指導語

STEP 1

坐在椅子上，保持放鬆。一手放在胸部、一手放在腹部。也可以躺著做，請雙腿彎曲踩在床上。

感受「胸式呼吸」時，胸部膨脹、收縮的運動。

接下來練習腹式呼吸，改成用「腹部」膨脹、收縮，來帶動呼吸。

STEP 2
以鼻子緩緩地吸氣，感覺吸氣時，腹部像熱氣球一樣漲大。
「吸、二、三、四、五」（約五秒鐘）
以嘴巴緩緩地吐氣，吐氣時，腹部像熱氣球降落時，完完全全地消氣。
「吐、二、三、四、五」（約五秒鐘）

STEP 3
以一分鐘進行腹式呼吸六次的速度，持續練習十分鐘。（請於商業周刊YouTube頻道https://www.youtube.com/user/bwnet中，搜尋「張立人醫師」，聆聽指導語。）

放下掌控欲

有些上班族在家裡是掌控一切的父母，小孩從小到大都只能聽他們的；有些人是職場上呼風喚雨的主管，對著團隊部屬下指導棋；有些則是成功移民美國、加拿大或澳洲的第一代，終身為下一代的黃金未來而打拚。

他們經常想著：「我能力這麼好，什麼事是我沒辦法掌控的？為什麼現在還沒辦法睡著？」但你我都必須體認——睡眠並不是我們所能掌控的。

平步青雲的社會菁英們常有這類「全能幻想」，潛意識認為人類就是上帝，哪有什麼醫學問題不能解決。失眠，則戳破了這種「全能幻想」：在睡神面前，你無法稱心如意；在夢鄉，世上所有人都是平等的。

即使曾經身為美國總統之貴的歐巴馬，在卸任總統時，比對其剛上任時的容貌，至少老了二十歲。壓力極大的他不時因為煩惱國事而睡不好，或睡著了卻被FBI叫醒處裡緊急事件——歐巴馬，當然是「夢鄉的乞丐」！

相較之下，一般人僅抱著一床棉被，就能睡得香甜！令人不禁想起〈擊壤歌〉：「日出而作，日入而息……帝力於我何有哉！」——他在夢鄉裡便變身為「皇帝」。

叔本華（Arthur Schopenhauer）在晚期著作《人生的智慧》（*The Wisdom of Life*）中寫道，人類有兩大最常見的愚蠢：一是「不是在他自身的本質中去尋求幸福，而是在別人看待『他是什麼』中求幸福。」也就是過度在意別人的看法，為別人而活；第二是不明白「一個健康的乞丐比疾病的國王要幸福。」一再犧牲健康，去謀求別的東西。

失眠，是「控制狂」的終極罩門。你可以透過以下自我對話，從鬆開對於睡眠的掌控慾開始練習：

- 就是等待，睡眠會在適當的時候來臨。
- 雖然睡不著，躺著也是休息。
- 整晚沒睡也沒關係，明天還是美好的一天。

睡眠有如心理治療大師法蘭克（Viktor Frankl）所描述：「就像停在手邊的鴿子，如果不去注意牠，牠會一直留在手邊；如果你要伸手去抓，牠反而很快就飛走了。」其實，人生很多事情就像這樣，包括工作、愛情、家庭、名聲、財富等，多年「難以強求」，一朝卻「水到渠成」。

練習放下掌控慾，把心思放在如何讓「因緣俱足」，自然能開花結果！

勤練「身體掃描法」

這個方法是「基礎正念力」的第七式，由於對睡眠有其強大功效，我刻意放在此章介紹。事實上，這個方法我還蠻生疏的，因為我沒有一次完整做完過，每次做到一半就睡著了。

主要作用：轉移注意力、放鬆身體。

讓我們把注意力從外在移到內在，感受身體原先應有的放鬆狀態。藉由這個練習，得以更親近身體各部位，覺察身體散發出來的訊息，即時調整身體姿態，讓肌肉隨時放鬆，而肌肉已經放鬆的訊號也會反過來透過自律神經，從周邊的肌肉又回傳到大腦，讓情緒跟著放鬆。

睡前保持身心的全面放鬆，自律神經中的交感神經活動降低、副交感神經功能提升，自然容易入睡。

適用對象如下：

- 長期失眠者。
- 老覺得身體某地方不舒服，如頭痛、肩頸痠痛、胃痛、生理痛的人。

● 急性子的人。
● 一直在忙，沒辦法放鬆自己的人。

步驟與動作如下：

STEP 1

平躺在床上或地上，展開雙臂、手心朝上，雙腳放鬆地伸直，慢慢地把眼睛闔上。開始時，先完完全全專注於呼吸。感覺每次吸氣時，空氣經過鼻孔進入身體；吐氣時，空氣經過鼻孔離開身體。

STEP 2

接下來，把注意力集中於左腳與地板接觸的地方，這個部位帶給你什麼樣的感覺？腳趾與襪子、空氣的接觸，給你什麼感覺？請用心感覺這個部位的肌肉、骨頭、神經與血管。隨著緩慢的呼吸，仔細地探索這個部位帶來的感覺。

把注意力逐一帶到腳底、腳背、腳跟，用同樣的方式探索、感覺每個部位。

把注意力逐一帶到腳踝、左小腿、左小腿的皮膚、膝蓋、左大腿。

有時候，你會發現注意力跑掉了，可能被外面的聲音或內心的雜念給引走，無論是什麼都沒有關係，慢慢再把注意力帶回來，集中在身體的某部位上。

以同樣的好奇心與敏感度，把注意力逐一帶到右腳趾、右腳底、腳背、腳跟、腳踝、小腿、小腿的皮膚、膝蓋、大腿。

每當感覺到哪個部位有緊張、痠痛或不舒服時，吸一口氣並將感覺擴展到這個部位；再呼一口氣，把緊張、痠痛或不舒服帶出身體。

把注意力帶到骨盆腔、腹部、胸部。

以同樣的好奇心與敏感度，把注意力帶到左手指、左手掌、左手臂、左肩。

把注意力帶到右手指、右手掌、右手臂、右肩。

把注意力帶到脖子、下巴、嘴唇、兩頰、鼻子、耳朵、眼睛、額頭、頭頂。

STEP 3

最後，再把注意力放回呼吸上，接納此時此刻存在的體驗，如此美麗而神奇。

我們的心就像大海。當晴空萬里，海上平靜無波；當颱風來襲，就變成驚濤駭浪。但在海底深處，一直都是寧靜的。讓你的心回歸深海的寧靜，觀看海上的各種變化。

請記住身體的美好感覺，把這個感覺帶進每一分、每一秒中。

準備好時，請在心裡從五倒數到一後，做一次深呼吸，睜開眼睛。

張醫師的小叮嚀：

生活中，若過度使用肌肉、骨骼，導致肌肉、骨骼二十四小時持續緊繃，無法休息，身體就會持續對大腦發射出求救訊號，引發肌肉骨骼痠痛，這時若使用止痛劑來解決痠痛問題，就會產生慢性肌肉筋膜炎、慢性疼痛、骨刺、脊柱側彎、椎間盤突出等疾病。

建議白天裡若有十五分鐘以上的空檔，例如午休時間，不妨利用這項練習來幫助自己的身心充分休息。即使晚上練習時無法順利入睡，也比在床上翻來覆去強多了。

正念睡眠的強大自癒力

接納失眠，就是正念。當你接納自己，心情舒坦了，身體放鬆，自然取得夢鄉的入場券。睡不著的時候，就是練習正念的絕佳時機。失眠時間愈長，練習正念時間愈久，當然「正念力」愈高強。失眠時，與其對抗，不妨起身做做舒緩活動，或是躺在床上，接納失眠的自己，接納這個世界的變化。這就是「正念睡眠」（Mindful Sleep）。

記得有一次，我白天咖啡喝多了，到了半夜竟然完全清醒，但明明身體很疲累，所以我決定躺在床上靜靜休息，進行「正念睡眠」。我告訴自己：「經歷了一天的辛勞，終於可以躺在床上，什麼事都不做，做什麼事都沒用。」

能夠這樣躺著，沒壓力地，不要滑手機，讓自己的大腦、身體以最自然的方式存在——

- 覺察自己的呼吸。
- 覺察躺著的姿勢。
- 覺察心情狀態。
- 把自己完完全全地鬆開。

此時此刻，不管是昨天的煩惱、明天的擔憂，只要覺察它們，不必驅趕它們，愛來就來，想走就走。我只管讓自己以放鬆的心情與身體持續存在，完完全全接納自己。不逼迫自己一定要在何時睡著，也許等會就睡了，也許半夜才能入眠，也或許得等到明早，何時睡著都沒有關係，純粹享受夜半寧靜、清閒與輕鬆。

對於失眠，我不再仇恨，而是感恩——能在此時此刻享受綿綿不絕的放鬆——就這樣，我糊裡糊塗地睡到早上醒來。

透過正念睡眠，我發現正念的療效在於勾起潛藏你我身上的「自癒力」，身體原本就具有強大的療癒本能，常常在你自認為睡不著的時候，終究還是成功入睡了。

正念睡眠練習方法如下：

當自己躺在床上，卻睡不著時——

● 我的行為如何？

● 我的心情如何？

● 我的身體狀態如何？

● 我的想法如何？

學習正念後，我以什麼態度面對失眠？

⚡大腦修復最佳時機！別輕忽就醫警訊

有一次，我受邀到公立圖書館進行「抗老化醫學」演講。演講中，所有民眾都聚精會神地聽講，卻一直有個難纏的噪音在干擾，我搞不清楚怎麼回事，只得加大講話音量。

趁空仔細一瞧，左前方有位年約五十歲的女性聽眾一直在「點頭」，一開始還以為她特別認真聽講、低頭做筆記。沒想到原來她正在打瞌睡，持續發出坦克車般的打呼巨響。會後，其他聽眾向她抱怨，她卻一臉錯愕，渾然不知發生了什麼事。當然，睡覺中的她，怎麼知道自己成為「坦克車」了？

白天打瞌睡時，鼾聲如雷，半夜也會如此。「打鼾」表示她呼吸道阻塞，呼吸時引起呼吸道旁的軟組織不正常運動，因震動而產生聲音。不打鼾時，其他人雖暫時鬆了口氣，但卻是她的災難！為什麼呢？

因為表示她已進入「暫時停止呼吸」階段——睡眠呼吸中止症，這會造成嚴重缺氧，睡眠品質差不說，還可能導致代謝症候群加劇，致命的心臟病或腦中風很快就會找上她。見她身形肥胖，正是這類族群的常見特徵。

曾有患者做過檢測，一次停止呼吸高達兩分鐘。你試試兩分鐘不呼吸看看，想想她能夠活著，還真是奇蹟啊！

雖然每個人都有睡不好的時候，不必因為失眠就驚慌，但如果失眠持續超過一個月，你已經感到腦袋變鈍、反應慢、精神無法集中時，請主動就醫，千萬別錯失身體求救訊號。

求助睡眠專業醫療評估

若是透過以上「賽馬、公雞及水母方法」調整睡眠，還是嚴重失眠的話，千萬別責怪自己（也別責怪我），這表示你可能有睡眠疾病或其他複雜病因（可見下圖4-4），需要的已經不是一般性的指導，而是醫療專業協助，建議接受睡眠醫學專業醫師的完整評估，才能針對個別狀況提供醫療建議。你需要定下心來，好好接受專業睡眠醫療的評估與治療。

許多時候，失眠導因於生理疾病（過敏疾病、高血壓、糖尿病、更年期障礙等）、精神疾病（焦慮症、憂鬱症、躁鬱症等）、處方藥物（降血壓藥、中樞神經興奮劑）等因素影響。失眠症狀看似簡單，其實一點都不簡單。

圖 4-4　常見的睡眠疾病

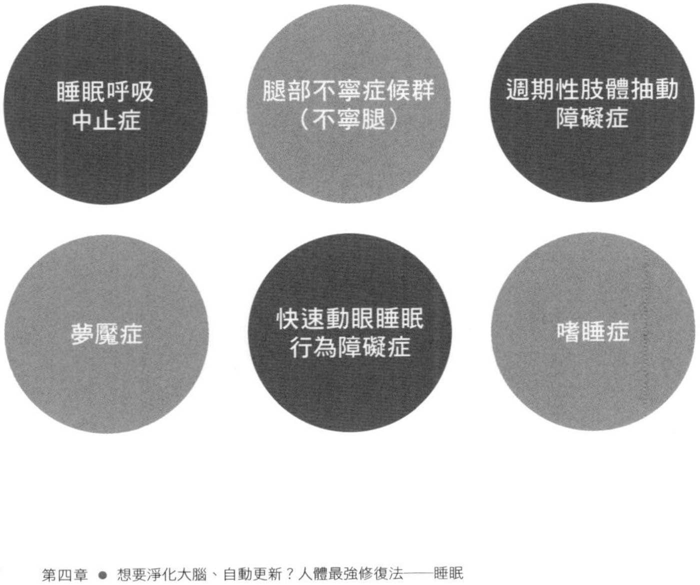
睡眠呼吸中止症
腿部不寧症候群（不寧腿）
週期性肢體抽動障礙症
夢魘症
快速動眼睡眠行為障礙症
嗜睡症

接受睡眠認知行為治療

美國醫師協會在二〇一六年公告「成人慢性失眠症治療指南」，建議失眠患者：一開始應接受認知行為治療；若單獨使用認知行為治療無效，才考慮開立安眠藥物；醫生必須採取和患者共同決策的方式，討論藥物使用的利弊與費用。

因此，對於單純的失眠症，我建議你可以先接受針對睡眠的認知行為治療，透過身心科醫師或心理師的協助：

- 辨認不良睡眠習慣：譬如夜間上床時間不固定、白天補眠超過一小時、帶著負面情緒上床、把手機放在床邊等。
- 調整不合理的失眠迷思：譬如「睡不好身體就完蛋了」、「晚上睡不好，白天一定要補眠」、「不吃安眠藥，就不可能睡著」等。
- 建立合理的睡眠認知：譬如「不要過度擔心失眠問題」、「穩定生理時鐘，睡眠自然會改善」、「不吃安眠藥，一樣可以讓自己睡著」等。
- 完成量化紀錄與家庭作業：學會記錄睡眠日誌、填寫睡眠品質量表、睡眠認知重建練習。
- 演練睡眠的行為治療法：學習腹式呼吸、漸進式肌肉放鬆法、刺激控制法（有睡意才躺床，不想睡就起床做別的事，床上只能用來睡覺或性活動）、限眠療法（提升睡眠效率）、矛盾療法（告訴自己：「繼續撐著，我就是不想睡著！」）等。

- 練習增進睡眠的健康習慣。
- 調整失眠性格：探索導致失眠的性格因素，練習放下控制慾、允許自己放鬆。

實證研究發現，認知行為治療不只能改善睡眠，更能改善全身性發炎，具有預防心血管疾病與糖尿病的潛力。

不要輕忽失眠的原因

睡眠是個大學問，會失眠一定有其原因，根據我的臨床經驗，有三種失眠原因：

- 你知道的原因。
- 你不知道，但醫生知道的原因。
- 連醫生也不知道的原因。

總之，不要再怨天尤人，更不要自暴自棄，失眠就是有原因，要嘛來自大腦，要嘛來自身體。對於連醫生也不知道的原因，醫病雙方都要保持尊重與好奇心，透過持續、完整而深入的討論，才有機會一起「偵破懸案」。

傳統的西醫教育確實有局限，將焦點放在如何快速解除症狀，也就是「治標」，既然疼痛給止痛藥、血壓高給降壓藥、血糖高給降血糖藥，失眠怎麼辦？當然開安眠藥。

如果睡眠有這麼簡單，就好了！根據跨國研究，台灣最常處方BZD這類安眠藥，其比例遠高於亞洲其他國家，遑論歐美先進國家。問題是，服藥後許多失眠者還是失眠，甚至變成安眠藥物依賴（現稱為「鎮靜、安眠或抗焦慮藥相關障礙症」），與菸癮、酒癮、毒癮本質類似。

對抗失眠，就像面對發燒，首先要找出發燒的原因，而非直接給退燒藥。揪出一個個失眠通緝犯，並且每天勤練提升睡眠品質的方法，包括多動身體、多動大腦、腹式呼吸、身體掃描、正念睡眠等，讓睡眠真正達到功效，進行腦部淨化及修復。

第五章

別再成為職場營養難民！
台大醫師教你吃出
好體力與好心情

15 營養不良的大腦！職場饑荒族怎麼辦？

有些上班族跟我抱怨：「為什麼我練習了提升正念及睡眠方法，還是覺得好疲倦。早上起來心情很差，工作容易分心、健忘，問題到底出在哪？」

關鍵就在飲食，若你的飲食內容不正確，是無法根本解除腦疲勞的。為何現代人普偏「好食力」不足？當你中午到美食街覓食，懷著高興的心情，吞下高糖、壞油、化學添加物、環境毒物、菸酒、速食，它們帶給你大腦與身體的負面影響，可能比你想像的還要糟。

現代職場鬧饑荒！早就營養不良的大腦

在銀行任職的秀娟，平常就有慢性疲勞、便祕的困擾，雖然才四十五歲，卻已經出現煩躁不安、分心、健忘、恍神、思考遲鈍等大腦老化症狀，以致帳目屢屢做錯，讓她不禁懷疑自己是不是提早失智了！擔心之餘，她遍尋醫院診所檢查，卻找不出病因，也沒有明確診斷。

後來，經朋友推薦前來找我，我很快就發現她有嚴重的自律神經失調，並在進行進一步的檢測前，先了解她的飲食習慣，當下馬上發現「關鍵病因」：

● 早餐吃培根三明治配冰奶茶。
● 午餐吃花生醬麵包，再來杯珍珠奶茶。
● 晚餐為了減肥，只吃幾片餅乾。

她的飲食形態正是所謂的「標準美式飲食」，誘發五種惡名昭彰的大腦症狀：失眠、焦慮、憂鬱、分心、健忘。

許多人早餐常吃的三明治麵包屬於精製澱粉食物，只有滿滿的高糖，沒有其他營養素；培根則是變性（變質）的蛋白質，無法提供人體良好的必需胺基酸；而早餐店的奶茶可能不是用鮮奶加紅茶沖泡，是使用飽含反式脂肪的奶精及有紅茶味道的食品化學添加物調配而成。

至於中餐的麵包同樣屬於精製澱粉，一樣只有高糖，沒有其他營養素；花生不僅是常見的過敏原，花生醬幾乎都有加防腐劑、色素與香料，保存不當還會產生致癌物黃麴毒素；珍珠奶茶則可能是用奶精與紅茶口味的化學添加物沖泡，連珍珠也是用精製澱粉製成的高糖食物。

整體來說，秀娟的早、午餐攝取過量的精製澱粉，久而久之，肚子當然會掛上一圈肥油，即使拚命運動也瘦不下來。懷抱著罪惡感，晚上不敢放開進食，餓了就塞幾片餅乾止飢，問題是餅乾也是用精製澱粉與化學添加物製成，等於一天下來，除了攝取到糖以外，幾乎沒有其他營養素。此外，一早就喝冰奶茶，冰冷的食物不僅讓胃腸消化酵素無法正常運作，還會導致腸胃蠕動變慢，造成便祕。

營養不足？你的大腦「缺電」了！

大腦的運作仰賴化學傳導及電傳導兩大方式，前者靠神經傳導物質的製造與作用，後者則需要神經細胞外圍富含脂質的髓鞘（myelin sheath），包含膽固醇、磷脂質、EPA（二十碳五烯酸）、DHA（二十二碳六烯酸）等。要完成化學傳導、電傳導就必須攝取足夠的營養素，包括：

- Omega-3不飽和脂肪酸：DHA是構成神經細胞的重要原料，負責神經細胞膜功能與穩定度，也構成神經元髓鞘，決定電傳導效率，維持血清素、正腎上腺素和多巴胺這三大神經傳導物質的功能。EPA有助調節大腦免疫功能、改善神經發炎。
- 胺基酸：色胺酸、苯丙胺酸、左旋麩胺酸(L-glutamate）等，是合成血清素、褪黑激素、多巴胺、正腎上腺素、腎上腺素、γ-胺基丁酸（GABA）等神經傳導物質必備。
- 維生素B群：菸鹼酸（維生素B_3）、維生素B_6、葉酸（維生素B_9）、維生素B_{12}等，是合成以上神經傳導物質的關鍵輔酶，沒有它們就沒辦法合成。
- 維生素C：將多巴胺催化為正腎上腺素與腎上腺素等壓力荷爾蒙，幫助大腦對付身心壓力。
- 維生素D：調節腦部杏仁核、腎上腺素與正腎上腺素的製造、控制神經生長因子、發揮神經保護功能。

- 礦物質：鐵、鎂、鋅、銅等，是合成以上神經傳導物質的關鍵輔酶。

以上大腦營養素不足，將影響神經傳導物質的製造與功能，產生大腦症狀與疾病，如下表5-1所示。

檢視秀娟的飲食內容，我發現一整天下來，她的大腦根本得不到化學傳導、電傳導必需的營養素。**大腦缺少原料，無電可發，就進入缺電與斷電危機，出現注意力不集中、憂鬱症或認知功能退化**；其他器官組織同樣需要這些必需營養素，身體狀況同樣亂七八糟，若發生腦中風、心臟病或癌症等，一點都不奇怪。

我們明明生活在豐衣足食的寶島，但上班族的大腦卻在「鬧饑荒」，無法攝取足夠的大腦營養素。

表 5-1　神經傳導物質的功能與失調症狀

重要神經傳導物質	主管大腦功能	失調所導致大腦症狀
多巴胺	動機、快樂、專注力	動機低下、憂鬱、注意力不集中、過動、衝動、成癮行為
正腎上腺素	活力、警覺、專注力	焦慮、恐慌、憂鬱、注意力不集中、過動
血清素	平靜、放鬆、睡眠	失眠、焦慮、恐慌、憂鬱、易怒、暴力、自殺、強迫行為
褪黑激素	睡眠	失眠
γ-胺基丁酸	放鬆、睡眠	失眠、焦慮、恐慌、緊繃
乙醯膽鹼	記憶力	健忘、失智

上班族早餐、午餐和晚餐怎麼吃最好？怎樣吃才能攝取到以上關鍵營養素，預防腦疲勞、進而提升腦力呢？本章第二七四頁「挑戰『五級食力』，立刻減壓加減重」將傳授你大腦致勝飲食祕笈。

⚡關心腦前先護腸？劃時代發現：腸腦菌軸

如果你有失眠、焦慮、憂鬱、分心、健忘等大「腦」症狀，別只想著如何舒壓，這是不夠的，請開始關心「腸」胃吧！為什麼呢？

科學期刊《自然》（*Nature*）近年陸續刊出〈神經科學家高度關注「腸—腦軸」：腸內菌影響精神狀態已被證實〉（*Gut-brain link grabs neuroscientists*）、〈當大腦遇見腸道〉（*The tantalizing links between gut microbes and the brain*）、〈精神健康：從腸道開始思考〉（*Mental health: thinking from the gut*）等文，紛紛指出：憂鬱、焦慮、情緒障礙、壓力與創傷反應、自閉行為等大腦症狀和「腸內菌失調」緊密相關，且深受飲食影響。

科學家發現好的腸內菌會透過以下方式調控我們的大腦：

- 協助製造γ-胺基丁酸、血清素等神經傳導物質，它們是大腦的天然鎮定劑。
- 能降低氧化壓力，保護腦神經細胞免於自由基與活性氧傷害。
- 從腸道發號施令，透過自律神經提升大腦海馬迴中GABA基因表現，大量製造GABA這種幫助放鬆與睡眠的神經傳導物質，以及增加海馬迴中的腦源神經滋養因子。

- 維持腸道屏障的完整，避免黏膜滲漏而使腸道細菌毒素干擾大腦。
- 鍛鍊健康的免疫系統，避免腦神經過度發炎。

這就是「腸腦菌軸」（microbiota-gut-brain axis）的劃時代發現（可見下頁圖5-1）。

若腸內菌失調，也就是壞菌多、好菌少時，大腦將失去上述多重保護機制，進而出現：神經傳導物質失調、氧化壓力過大、γ-胺基丁酸與腦源神經滋養因子不足、腸道細菌異常代謝物與毒物、腦神經過度發炎，不僅和上班族的負面情緒有關，更和多種大腦與身體疾病的產生關係匪淺，當中許多疾病一直被醫界認為「原因不明」，可見下頁表5-2。

我們回過頭來想：你的腦疲勞、老化症狀為何不容易好？

一位六十五歲退休女醫師，因為多年失眠來找我。她一天只能睡五小時，淺眠多夢。我發現，她個性很急、容易焦慮又潔癖，長期腸胃不好，有胃食道逆流、腹脹、常便祕。我建議她吃益生菌，一個月後，她告訴我能睡到六小時，睡眠品質變好，腸胃大幅改善，心情放鬆許多。

原來，心理的問題不是只看大腦，更要看腸胃！因為大腦一直受到腸道菌調控，**上班族要改善腦疲勞，提升腦力，得從腸道健康做起**。然而，你和醫生都忽略了腸內菌失調。該怎麼做呢？

- 大幅增加蔬果（膳食纖維）攝取量；
- 少碰高糖食物；
- 減少動物性油脂；

圖 5-1　腸腦菌軸的生理機轉

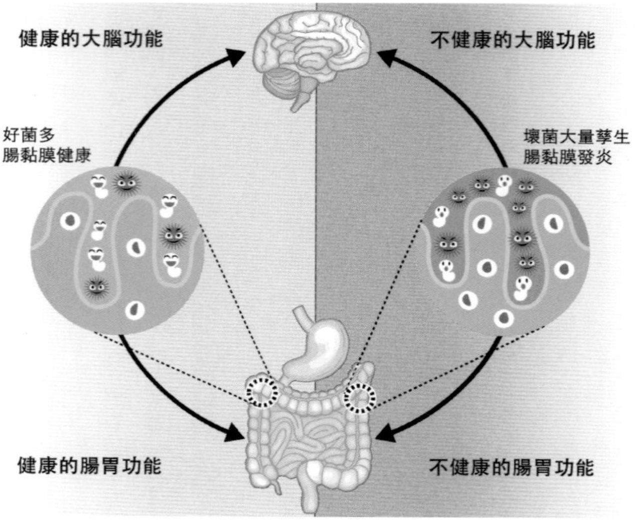

表 5-2　腸內菌失調和多種疾病相關

大腦疾病	生理疾病
· 憂鬱症 · 焦慮症 · 注意力不足過動症 · 自閉症 · 阿茲海默症 · 其他失智症 · 神經退化疾病（巴金森氏症、多發性硬化症等）	· 過敏疾病 · 自體免疫疾病 · 肥胖 · 脂肪肝 · 膽結石 · 糖尿病 · 高血脂症 · 動脈粥狀硬化 · 腸躁症 · 發炎性腸道疾病 · 腸胃道癌症 · 疼痛

● 避免接觸化學添加物或環境毒物；
● 多吃含益生菌的食物（如無糖優格、泡菜、臭豆腐、紅麴等）；
● 直接補充益生菌。

在接下來的內容中我會提出更具體的方法，幫助你養好腸內菌。「腸胃是第二個大腦」，照顧好「腸腦」，不但「大腦」思考更清晰，更能改善腸躁症、憂鬱症、焦慮症、慢性疲勞等高盛行率的身心疾病。

改善七大生理系統失調，就靠飲食

前文案例中秀娟煩躁不安、分心、健忘、恍神、思考遲鈍等大腦症狀，和三餐攝取營養素嚴重不足、以及腸腦菌軸失調有關，不只是因為腸內菌問題，像是腸胃黏膜、免疫系統、細菌毒素、自律神經等生理變化也有影響。究竟大腦症狀牽涉哪些關鍵病因？日常生活中，又存在什麼方法可以改善這些關鍵病因呢？

功能醫學（functional medicine）試圖為疾病找出系統性的病因，並以飲食、營養、生活形態的整合模式，預防與治療疾病。現代功能醫學的創立者是美國醫學家傑佛瑞．布蘭德（Jeffrey Bland）博士，他將基礎醫學的研究成果，成功應用在臨床診療上，睿智地指出藏在症狀背後的七大生理系統失調：

❶錯誤飲食與營養失衡；

❷荷爾蒙系統失調（包括腎上腺、甲狀腺、性腺、胰島等）；

❸免疫系統過度發炎；

❹腸胃與腸道共生菌失調；

❺毒物累積與肝臟解毒異常；

❻能量代謝與氧化壓力異常；

❼心理壓力與睡眠品質欠佳（自律神經失調）。

功能醫學立基於實證醫學研究上，從系統的觀點切入、省思：難道生病了才醫，還沒到生病程度就不需要醫了嗎？

在台灣，上班族默默忍受身心壓力，許多人到了憂鬱症、胃潰瘍、癌症的程度才找醫生，可能都太晚了。當腦疲勞初期症狀開始出現，像是失眠、焦慮、皮膚癢、肩頸痠痛時，早已反應了七大生理失調的存在，這屬於「亞健康」狀態，介於「健康」與「生病」（如焦慮症、高血壓、關節炎等）兩種狀態間，即將邁入疾病。

世界上有八〇%的人都處在「亞健康」狀態，「生病」的人占一五%，而「健康」的人僅有五%。諷刺的是，有八〇%的上班族都認為自己是「健康」的，即使生病的上班族也否認「生病」的嚴重性，往往會認為：「人過了四十歲，本來就會有高血壓；過了五十歲，有糖尿病也是很正常的啊！」

在還沒有「生病」的狀況下，你的身體早已陷入「內戰」，每天吃進錯誤的飲食、免疫系統過度發炎、女性荷爾蒙失調……沉默的戰爭每天都在進行，就像內戰中的敘利亞，早已滿目瘡痍，加速「發炎老化」機轉，從一個疾病變成全身都是病，生命隨時可能中止。

若上班族和醫生都只想要快速消除症狀，而忽視腦疲勞症狀背後所代表的個人生理系統失調，也許吃過藥，今晚就能睡著、皮膚不癢了、肩頸不痛了，但七大生理系統失調持續下去，一段時間之後，更嚴重的疾病就冒出來了，包括憂鬱症、失智症、心腦血管疾病、癌症等。

舉例來說，我因感冒帶著口罩看了整天的診，但實在倦怠、嗜睡、頭痛、噁心，快撐不下去時，吃了顆消炎藥，半小時內，我再度生龍活虎！但我心裡知道，目前身體處在病毒感染狀態下，免疫系統需要啟動，但身體發炎激素大量增加時，又讓我有以上不舒服的症狀，我卻吃藥把它壓抑下來，避免讓自己不適。其實身體最需要的，就是保持適度發炎、來殺病毒，應該停下門診，好好地睡個覺，讓自己多休息才對。

但若上班族每天因為工作繁忙都不能休息，總吃顆消炎藥，感覺確實好多了、繼續撐下去，但不去面對並且處理免疫力下降問題，提供身體需要的營養素，免疫力下降一段時間後，可能就出現更嚴重的感染症，像是蜂窩性組織炎、帶狀皰疹、泌尿生殖道感染（女性）等。

讓醫療回歸「治本」，而不再只是「治標」，就是功能醫學努力要達成的目標。

功能醫學進一步指出，你我生病的症狀也許類似，但生理系統失調的病因可以截然不同。舉個例子，秀娟的情緒煩躁，和大腦營養素不足最有關係，但她的同事鈺婷情緒煩躁，卻和女性荷爾蒙失調最有關係。功能醫學相關的檢測，目的就是客觀地釐清個別性的關鍵病因。

如何改善七大生理系統失調？功能醫學發現，最重要的關鍵就是飲食，也就是接下來我要介紹的「好食力」。

提升「好食力」是國際職場的大趨勢。我在第一章向你介紹過美國最大連鎖超市之一喜互惠，其管理階層如何透過飲食，幫助二一％的肥胖員工減輕體重、三〇％的抽菸員工成功戒菸，員工生活品質提升，變得更快樂、更健康，生產力大幅提升，公司省下員工龐大的醫療支出，整個企業更有競爭力。

而功能醫學的個別應用實例，我也會在「食神級好食力」（可見第二九六頁）中再次為你詳細介紹。

16 不吃就賺到的「悲傷飲食」

想必大家都聽過「病從口入」這句話，以往講的是吃進細菌，而造成A型肝炎或沙門氏桿菌感染等問題，但這裡我想指的是上班族「飢不擇食」的問題，吃錯食物會令腦疲勞惡化而產生形形色色的疾病。

會讓你生病的食物，不只是過期的蛋、沒有冷凍的肉，其中還包括世界衛生組織公告「全球十大垃圾食物」——油炸食品、燒烤食品、加工肉品（香腸、肉乾、肉鬆）、罐頭食品（包括魚、肉、水果）、醃漬食品、話梅蜜餞類、泡麵類、餅乾類、冷凍甜品類（冰淇淋、冰棒、雪糕）、汽水可樂類。

不知以上食物，你每天會吃幾種？

這些食物都是「病從口入」的「十大槍擊要犯」，身上背負多條重罪——謀害甚至謀殺上班族健康，還有更多共犯在逃。且讓我們開始認清以下五大重罪：高糖、壞油、化學添加物、環境毒物、菸酒。

ϟ高糖誘惑，你天天一杯手搖飲？

敏惠是一位四十歲的國中女老師。春季裡的某個週日，她和先生、兒子去風景區玩。平日帶班壓力大，她一看到路邊賣「古早味花生冰淇淋」的小攤，立刻衝過去買了五份，先生、兒子各吃一份，她自己獨吃了三份。

吃完不到半小時，她便開始覺得煩躁、皮膚發癢，後來還把陽傘忘放在涼亭、手機放在餐廳忘了拿，只好半路折返。當天稍晚，兒子的喉嚨也開始發出怪聲音，晚上寫作業時坐不住、分心、恍神；先生則是整天鼻塞。

當晚，敏惠失眠了。好不容易睡著，醒來卻發現身上出現許多抓痕，應該是自己在睡夢中不知不覺抓出來的。

隔天上課，敏惠的狀況沒有改善，不但好幾次都講錯話，引得班上學生哄堂大笑。平常個性溫順的她，甚至為了件小事對行政人員大發脾氣，雖然事後覺得懊悔，卻完全不知道自己為何如此失控。就算睡不好，也不應該這麼離譜啊！

她回想，有好幾年的時間，當自己工作壓力大，吃點冰淇淋抒解壓力，過不了多久，就出現這類過敏症狀。先生與小孩都是這樣，究竟為什麼？

我相信大家都發現了，敏惠和家人吃的花生冰淇淋，正是萬惡的高糖食物。現代人因為壓力大，總是抗拒不了糖的誘惑，每天沒有一杯含糖飲料，實在對不起「辛苦的自己」。而且只是一杯飲料會有多嚴重？但真相總是比你想像的殘酷！

想老快點，多吃點高糖食物就對了！

首先，我們應該了解：花生冰淇淋不僅是高糖食物，其原料花生更是常見的過敏原，而冰淇淋中添加的食用色素也會加重過敏反應；再者，吃冰雖然消暑、降溫，但體溫一旦下降，大腦下視丘就會下指令叫身體產生更多熱能，幫助體溫回升以維持生理恆定，而身體發熱的過程又惡化了過敏的症狀。

甜食確實令人著迷，但你知道嗎？甜點、含糖飲料、精製澱粉（麵粉類食物）都是「標準的美式飲食」（standard American diet），具有低纖、高油、化學添加物的食物特徵。研究發現，嗜吃甜食、喝含糖飲料的大人或小孩常有憂鬱症狀，憂鬱症、注意力不足／過動症（ＡＤＨＤ）的機率明顯提高，且導致過重、肥胖、腹部肥胖、脂肪肝、糖尿病前期（高血糖但尚未到達糖尿病嚴重度）、高三酸甘油酯血症等常見疾病。

除了甜點外，上班族還熱愛各種含糖飲料，這些飲料中可能含有蔗糖、黑糖、砂糖、冰糖、果糖、高果糖玉米糖漿（ＨＦＣＳ，由不同比例的果糖和葡萄糖構成）、代糖（糖精、甜精、阿斯巴甜、甘蔗素）等。

世界衛生組織早建議：每日糖分攝取應該減至五％以下，成人每日攝取約一千八百大卡的熱量，每天攝取糖量上限為九十大卡，若以一顆方糖五公克（二十大卡）來說，就是只能攝取二十二・五公克，也就是四・五顆方糖量。但你知道就連「最健康」的微糖五百西西檸檬汁手搖杯，都含有五顆方糖，已經超過四・五顆方糖量的上限，遑論其他（可參考下頁表5-3）。

表 5-3　市售飲料含糖量比較

飲料名稱	容量	甜度	含糖量（方糖／顆）
珍珠布丁奶茶	700 CC	全糖	18
百香果汁	500 CC	全糖	16
珍珠奶茶	700 CC	全糖	12
烏龍茶	700 CC	全糖	11
檸檬汁	500 CC	微糖	5

根據董氏基金會調查，市售手搖杯飲料中熱量最高的是紅豆奶茶，一杯七百西西的紅豆奶茶熱量近八百大卡，已達成人每日攝取熱量的一半。兩杯下肚，一整天都不用再吃任何東西。慘的是肚子雖然飽了，身體卻嚴重缺乏大腦與身體需要的營養素，吃進去的高量葡萄糖，還會變成令人痛恨的脂肪，在肥肚腩上「安居樂業」。

高糖除了會導致代謝症候群外，還刺激免疫系統過度發炎、導致過敏，引發全身性的過敏症狀，就像敏惠一家人的狀況，包括：

- 眼結膜症狀：眼睛癢、眨眼睛、揉眼睛。
- 呼吸道症狀：清喉嚨、慢性咳嗽，嚴重時誘發氣喘。
- 皮膚症狀：抓癢、愈抓愈癢、起紅疹、易黑色素沉澱。
- 大腦症狀：分心、健忘、焦躁、易怒。

糖還會黏在你身體組織的蛋白質上，導致功能變差，稱為**「糖化終產物」**（**AGEs**），**這是大腦**、**皮膚與身體老化關鍵原因之一**。糖就像白蟻，默默啃蝕你的身體，等你發現自己「真的老了」，已經來不及。如果你希望老得快一點，多多攝取高糖食物就對了！

難怪，以高糖為首的「標準美式飲食」英文縮寫是「SAD」，正是悲傷（sad）的意思。「悲傷飲食」，當然讓上班族「樂極生悲」。

壞油地雷，可能誘發憂鬱與大腦退化

根據二〇一八年七月《蘋果日報》報導，一名在宜蘭服志願役的二十一歲士兵，兩手肘出現數顆黃色肉瘤已久，無關痛癢，遂不以為意。某天下哨返回宿舍途中，胸口突然嚴重悶痛，幾乎無法呼吸、臉色慘白，同仁隨即將他緊急送醫，心電圖檢查發現竟是急性心肌梗塞！心導管檢查發現心臟三條冠狀動脈中有兩條狹窄，其中一條已完全阻塞，緊急進行氣球擴張術並置放支架，才撿回一條命。

看起來瘦，並不表示沒有代謝症候群！

一般心肌梗塞患者多在五十歲以上，但報導案例中的年輕士兵只有二十一歲，「年輕又不胖」，怎麼會這樣呢？事出必有因，深入了解年輕士兵的病史後，果然發現：

- 平常愛吃鹽酥雞等油炸食物。
- 週休三日時，常找朋友喝酒聊天。
- 十六歲就開始抽菸。
- 服役後工作壓力大、又日夜顛倒，菸量增為每天一包半。
- 家族長輩多有心臟病或心肌梗塞病史，包括奶奶、叔叔，但爸媽沒有。

醫師幫他進行血液檢查，發現總膽固醇及低密度脂蛋白（ＬＤＬ，俗稱「壞的膽固醇」）過高，加速冠狀動脈粥狀硬化，確診有家族性高膽固醇血症。**「不胖」是個陷阱，許多人看起來瘦，並不代表沒有代謝症候群**，更多殺手如高膽固醇血症（指血液中的膽固醇偏高）藏在高樓陰暗處，準備狙擊你的健康。

事實上，林男早已發現手肘上多處「黃色瘤」（xanthoma），正是家族性高膽固醇血症的重要徵兆。膽固醇沉積在皮膚成為「黃色瘤」的同時，勢必也沉積在食道胃壁黏膜、主動脈、冠狀動脈、頸動脈，甚至腦動脈等處，形成嚴重的動脈粥狀硬化，只是冠狀動脈先堵塞罷了。

在這位年輕士兵的例子中，長期進食鹽酥雞等油炸食物是心肌梗塞「謀殺集團」的重要兇手。回鍋壞油含有氧化油、氫化油、反式脂肪、巨量自由基與致癌物，吃進身體後，開始攻擊脆弱的心血管內皮黏膜細胞，導致硬化、鈣化與狹窄。

再加上高度職場壓力、熬夜的不良生活形態，與高鹽、香菸、酒精的持續毒害，以及心臟病與高血脂的先天基因缺陷，造成了心肌梗塞的悲劇。

油脂地雷，可能誘發憂鬱與大腦退化

高（壞）油，就是「標準美式飲食」的第二個特徵。而最壞的油，包含如下：

- 氫化油：即人工反式脂肪，存在於人造奶油（又稱乳瑪琳）、酥油（糕餅甜點通常會用）、炸油（炸雞、炸薯條、炸油條使用）。其中，乳瑪琳會引起心血管硬化、脂肪肝、代謝症候群，美國早在二〇一五年六月禁止食品使用人工反式脂肪，而台灣食藥署則於二〇一八年七月禁止食品使用不完全氫化油。
- 氧化油：存在於炸雞排、炸臭豆腐、鹹酥雞中，具高量自由基、致癌物、反式脂肪酸，產生健康危害。
- 精製油：經過高溫高壓去除雜質與水分，標榜「純」的油，卻導致油變質，加重身體發炎反應。

前幾年，台灣黑心油事件頻傳，許多人開始大吃豬油、牛油、雞油、奶油，認為這才是好油。

但真的是這樣嗎？事實上，次壞的油，正以飽和脂肪為代表，包含如下：

- 紅肉：牛肉、羊肉、豬肉等；
- 動物油：豬油、牛油、雞油等；

● 動物的皮；
● 乳製品：牛奶、起司、奶油等；
● 熱帶植物油：椰子油、棕櫚油等。

首先，你應該知道動物性脂肪屬於飽和脂肪，研究證實大量食用動物油，將導致腸道慢性發炎、腸內菌失調、免疫系統過度發炎、減少腦源神經滋養因子，誘發憂鬱情緒與大腦認知退化。此外，紅肉還具有高量的動物性脂肪，牛奶、豬皮、雞皮等常見食物也富含飽和脂肪，大量進食可能增加負面情緒。

《英國藥理學期刊》（*British Journal of Pharmacology*）在二〇一六年研究指出：老鼠吃高脂飲食後，呈現體重增加、高血糖、胰島素阻抗，還產生焦慮與憂鬱症狀，腦部海馬迴血清素活性降低，連服用抗憂鬱劑也沒效。相反地，直接停止高脂飲食，代謝問題完全改善，焦慮症狀也明顯減少。研究人員指出，高脂飲食和海馬迴中血清素失調有關，因此導致憂鬱症狀。

而二〇一八年六月，美國名廚暨美食節目主持人安東尼．波登（Anthony Michael Bourdain）在前往法國餐館拍片期間，被發現在旅館中自殺身亡，事發前毫無異狀，拍片表情輕鬆。根據他的好友推測，可能是旅法期間拍片壓力大，導致憂鬱症發作。

波登最後的臉書貼文是在亞爾薩斯打卡，註記為「輕食午餐」（light lunch），照片中一片大塊牛排、兩塊五花肉、兩條大香腸。我看完報導愣住了，他平日吃下的高油飲食，可能是因工作要求、亦或是抒解壓力等需求，而這會不會成為加重他憂鬱的幫凶呢？

根據報導，波登是位憂鬱症患者，工作結束後都顯得非常疲倦，有時還會把自己獨自鎖在房間裡，而在巨大的職場壓力下，每日仍固定攝食大量紅肉的「悲傷飲食」，可能惡化已然低落的情緒。據大量研究結果，重度憂鬱症或者腦部血清素活性降低，都和自殺行為緊密相關。

對上班族來說，美食是高壓職場生活的「小確幸」，通常壓力愈大，愈不自覺地靠吃來舒壓，產生所謂「壓力性進食」，也許帶來暫時性的快感、放鬆，卻一次再一次地奪走你的健康。壓力愈大，愈對美食趨之若鶩，卻矛盾地惡化了大腦症狀；心情愈憂鬱，就愈想吃「悲傷飲食」，進入惡性循環，直到無法承受的一天來到。

「必要之惡」的化學添加物，如何避開？

台灣有高達八成人口都是外食族，每週五天以上都外食，許多看似健康的食物，如麵包、涼麵、火鍋湯頭、豆類製品等幾乎都含有化學添加物。許多美食中也存在許多種加工食品，譬如皮蛋，含有石灰、氫氧化鈉、銅、鉛等化學添加物，攝食時需要衡量其對大腦的潛在危害。

嚴重的大腦疾病，可見化學添加物的蹤跡

標準美式飲食的第三個特徵，正是食品化學添加物，包括人工色素（著色劑）、保色劑、調味劑、香料、甜味劑、膨鬆劑、漂白劑、防腐劑、抗氧化劑、乳化劑、品質改良劑等。有研究發現，

食品化學添加物可能導致：

- 生理症狀：腹痛、腹瀉、嘔吐、月經失調、毒害肝臟與腎臟。
- 大腦症狀：頭痛、眩暈、認知功能減退、分心、過動、憂鬱、毒害神經系統。

事實上，研究發現嚴重的大腦疾病中，也有化學添加物的蹤跡。二〇一八年，美國約翰·霍普金斯大學醫學院（The Johns Hopkins University School of Medicine）精神科研究發現，攝食含有亞硝酸鹽的煙燻肉品（如香腸、火腿、燻肉等）者，比起沒吃的人，有三·五倍的機會出現躁症發作，也就是躁鬱症（躁鬱症含躁症發作期與鬱症發作期）。

該研究團隊在實驗室餵食老鼠含亞硝酸鹽肉品，發現老鼠同樣出現類似躁症的過動行為，和躁鬱症相關的大腦變化、腸道菌生態也明顯改變。這項研究凸顯了食品化學添加物對大腦的潛在危害，啟發了預防與治療躁症上的新方向（這項研究發現刊登於精神科重要期刊《分子精神醫學》〔*Molecular Psychiatry*〕）。

外食族怎麼吃才能避開健康未爆彈？

化學添加物不只在你我熟知的加工食品中，市售熟食也相當常見。某晚我因為肚子餓，又不想吃路邊「物美價廉」的垃圾食物時，想到ＣＰ值（capability/price）最高的食物——蛋，便去超商買了碗茶碗蒸。不經意瞄到包裝上的成分標示，竟然足足列了二十種不知名的化學物質，簡直是「生化茶碗蒸」。還有一次，親友結婚送來一盒喜餅，打開一看，有棗泥桂圓糕、綠豆椪、蛋黃酥……不禁食指大動，卻看到食物成分標示了四十種不知名的化學物質，當場吃不下去。

事實上，食品化學添加物是「必要之惡」，若不添加，食物容易腐敗，一旦吃下肚，身體會立即遭到細菌、黴菌與毒素的戕害，這是最慘的。因此，為了安全保存、運送與販賣，再健康的食物都不得不加入適量的防腐劑。

食品往往強調其化學添加物都在「法定安全容許量」，但每個人肝臟解毒、腎臟排毒的效能天壤之別，長期下來，實際在你體內累積的化學物質種類與劑量狀況會如何呢？常見的食品添加物，可能造成大腦與生理什麼危害，可參考下頁表5-4。

目前透過功能醫學檢測，雖能測知你我體內此類化學物質含量，但進食之前不可不慎，若食品化學添加物是「必要之惡」，你可考慮：

- 選擇天然食物，盡量不選加工食品；
- 吃加工食品時，吃愈少愈好；
- 每天喝白開水兩千西西以上，幫助腎臟排除化學添加物；
- 透過有氧運動或三溫暖大量流汗，幫助毒物由皮膚排出；
- 每天睡眠七至八小時，幫助勞累的肝臟充足休息；
- 透過下一節「挑戰『五級食力』，立刻減壓加減重」，一起提升腦、肝、腎功能。

表 5-4 常見食品添加物可能導致的大腦與生理危害

食品添加物	常見來源	大腦危害	生理危害
人工甜味劑（即代糖，如阿斯巴甜、糖精）	含糖飲料	過動、憂鬱、暈眩、偏頭痛、巴金森氏症、阿茲海默症、腦癌	高血糖、肥胖、脂肪肝、月經失調、膀胱癌、導致胎兒畸形
人工色素（如黃色十號、藍色一號等）	垃圾食物、市售飲料	注意力不集中、過動、學習障礙	致癌風險、過敏、氣喘、蕁麻疹
防腐劑（如苯甲酸鈉、己二烯酸、去水醋酸）	垃圾食物、碳酸飲料、果醬、糕餅、奶油、人造奶油	破壞粒線體 DNA，加速老化，可造成巴金森氏症	腹痛、腹瀉、氣喘、白血病、毒害肝臟與腎臟、導致胎兒畸形
保色劑（如硝酸鹽、亞硝酸鹽）	培根、香腸、火腿、熱狗、臘肉	躁鬱症、毒害神經系統	致癌（會與食物中的胺類結合為致癌物亞硝酸胺）
膨鬆劑（如含鋁的明礬、酵母粉、發粉）	麵包、蛋糕、包子、油條	神經發炎、失智症、神經退化疾病	腸胃不適、皮膚疹、關節疼痛、致癌疑慮
調味劑（如味精〔麩胺酸鈉〕、氯化鉀等）	垃圾食物、市售飲料、加工肉類、釀造食品	頭痛、疲倦	高鈉導致高血壓（過去曾有「中國餐館症候群」的說法，會引發肌肉緊繃、噁心、腹痛、過敏等）
漂白劑（如亞硫酸鹽）	蔬果乾、金針、蜜餞、白木耳、蝦、澱粉	未明	過敏、氣喘、蕁麻疹、腹瀉、嘔吐

⚡健康殺手——無所不在的環境毒物

有一次，我去某知名風景區遊玩，中途肚子餓了，選了一攤「雞翅包飯」，看起來不含高糖、高油、化學添加物，又有蛋白質，感覺比較健康。

一拿到時，我傻眼了，因為「雞翅包飯」是黑色的，上面全是烤焦碳末，飽含異（雜）環胺、多環芳香烴等致癌物，實在不能吃。沒想到，為了避開燒烤致癌物，我刻意略過烤香腸攤，竟然挑到大地雷。

我拿去跟老闆換，沒想到老闆竟大喇喇地說：「每支都一樣啦！」於是，我只好一口口咬掉燒焦處（不小心吃到，依然是熟悉的苦味），好不容易清除完烤焦部位，仔細一看，米飯裡竟混著培根！最後，我只吃了幾粒白飯，肚子還餓得咕嚕叫，荷包卻已大失血。

許多上班族熱衷夜市美食，耐性十足地在「百年老滷」攤位前等上一小時；接著再排個長達五十公尺的隊伍，買「千年油鍋」的鹹酥雞、「萬里飄香」的炸臭豆腐。等到生病，到醫院看診等個十五分鐘，就要衝去診間找醫生理論。真是奇怪！

台灣腸癌病友協會理事長王輝明醫師分析，台灣大腸癌疫情相當嚴重，他甚至看過年僅十三歲的孩子就已經罹患大腸癌，他推測和夜市的「三多一少」文化有關——燒烤多、油炸多、肉類多、蔬菜少。

事實上，上班族狂愛的夜市美食不僅可能埋下癌症地雷，也可能導致免疫系統過度發炎，進一步傷害腦神經。

除了錯誤的烹調方式埋下致癌地雷外，二〇一八年，行政院消保處針對十八家燒烤店進行稽查抽驗，也發現福山萵苣（俗稱大陸妹）、高麗菜農藥超標，小卷重金屬鎘含量超標（業者強調，是「內臟超標」而已），且多項食材過期、廚房衛生不合格。

農藥、重金屬鎘都會危害神經系統，已經腦疲勞的你，下班後想吃個美食放鬆，到了燒烤店、夜市攤販或餐廳大快朵頤時，還會想到這些食物地雷嗎？

請注意！這些食物可能致癌！

- 食材經過一百五十度高溫燒烤，只要兩分鐘，就會大量釋出致癌物。
- 回鍋油在反覆油炸時，會產生氧化油、氫化油、反式脂肪、巨量自由基與致癌物。
- 澱粉類食物經過油炸，會產生致癌物丙烯醯胺，台大公衛學院研究發現：如每天吃半包洋芋片，罹癌風險增加五百倍。
- 紅肉經過高溫烹調，會產生致癌物異環胺。
- 含亞硝酸鹽之加工肉品，如燻肉、培根、香腸、火腿，是世界衛生組織認定之一級致癌物，地位等同於砒霜，對人體有顯著的致癌風險。
- 紅肉在高溫烹煮下產生的致癌物，被世界衛生組織認定為二A級可能致癌物，等同於除草劑「一年年春」（Roundup），對動物有確定致癌性。
- 紅肉（牛肉、豬肉、羊肉）本身就是二A級可能致癌物。

如何防止環境毒素傷害大腦？

二〇一八年五月，彰化基督教醫院體系南基醫院協同院長——蔡松彥醫師，在記者會中分享他的抗癌歷程。

二〇一四年，不菸不酒、熱愛登山的蔡醫師剛完成中央山脈南二段的縱走，對自己的身體深具信心，卻在三個月後的健檢發現有四公分大肺部腫瘤，已出現轉移，確診罹患肺腺癌，五年存活率只有二五%。

他非常意外，自己在一夕之間從醫生變病人，坦然接受肺部腫瘤切除手術與化療（為期四個月），卻在短短五個月後，肺癌再次復發。

為了救自己的命，他決定自立自強，轉而學習整合醫學，融合西方醫學、營養、排毒、舒壓、靈性提升、身體活動，歷經十個月的生活形態改變與調養，電腦斷層竟找不到腫瘤，再過了七個月，仍無復發跡象。

他痛定思痛，深度地思考：為什麼自己會得到癌症？為何癌症蟬連十大死因榜首？目前每二．五到三人中，就有一人罹癌；每三．五人中，就有一人死於癌症。他認為體質只占了一〇至一五%的因素，關鍵的原因包括：環境毒物（包括農藥暴露）、抽菸、飲酒、肥胖、營養不良（不健康飲食、蔬果攝取不足）、壓力大、缺乏運動等。

那要怎麼避免這類環境毒物呢？

難不成要我們下定決心，到鄉下自行栽種、採收有機蔬菜、三餐親自下廚……但這樣做就能獲得健康嗎？

不，你吸的每一口空氣裡，還含有鉛、汞、鎘、砷、六價鉻、戴奥辛等空氣汙染物，多為一級致癌物，還有細懸浮微粒啊！

上班族沒事就過敏、沒事就長癌，真的是「躺著都中槍」。環境毒物無孔不入，防不勝防，這是它真正可怕之處（可參考下頁表5-5）！

為了減少環境毒物暴露，你應該：

- 以流動清水、小蘇打粉與毛刷洗淨蔬果，減少農藥殘留；
- 服用中藥、泡茶葉，選擇通過農藥與重金屬檢測的產品；
- 塑膠製品不接觸熱的、酸的、油的食物；不讓保鮮膜接觸食物，以免溶出塑化劑；
- 盡量少吃可能累積汞的大型魚類；
- 少吃可能釋出鉛的罐頭食品，或可能含鉛的加工食品（如皮蛋）；
- 少吃油炸、燒烤（火烤）與烘烤食物；
- 不抽菸，不吸入二手菸、燻煙與細懸浮微粒；
- 每天飲水兩千西西以上，幫助腎臟排除環境毒物；
- 透過有氧運動或三溫暖大量流汗，幫助毒物由皮膚排出。
- 提高肝臟解毒功能，可適量攝取綠花椰菜、橄欖油或魚油、全穀類及蔬果類等。

表 5-5 常見環境毒物可能導致的大腦與生理危害

環境毒物	來源	大腦危害	生理危害
殺蟲劑（即農藥、家用防蚊液，包括除蟲菊精、芬普尼、百滅寧等）	牛奶、肉類、蔬菜、水果	注意力不集中、過動、學習能力降低、短期記憶力差、自閉症	致癌、兒童白血病、再生不良性貧血、免疫力低下、危害肝腎功能、不孕症、導致胎兒畸形
塑化劑（鄰苯二甲酸鹽）	薄塑膠袋、透明塑膠容器、保鮮膜（PVC 三號塑膠製品），一旦受熱攝氏 70 度以上，大多數塑膠製品都會釋出塑化劑	智能發展障礙、攻擊性、過動	環境荷爾蒙導致男性性發育障礙、女性早熟、男女不孕、孕婦流產、乳癌、氣喘、過敏性鼻炎、肝腎毒性、甲狀腺低下
雙酚 A	寶特瓶（PET 一號塑膠製品）、嬰兒奶瓶、運動水壺（PC 七號塑膠製品）	過動、衝動、攻擊性	肥胖、乳癌、攝護腺癌、先天異常
戴奧辛	薄塑膠袋、透明塑膠容器、保鮮膜（PVC 三號塑膠製品），受熱攝氏 70 度以上時會釋出	發展遲緩、神經毒性	致癌、甲狀腺低下、免疫力低下、先天異常
多氯聯苯	受此工業化學物汙染之水、魚、肉、乳製品	智能障礙、發展遲緩、神經毒性	經期混亂、免疫力下降、肝癌、膽管癌
毒性重金屬（鉛、汞、鎘、砷等）	受汙染的中藥、魚類、蔬果、飲水、皮蛋，可由補牙合金（汞齊，amalgam）、含鉛水管、罐頭食品釋出	智能障礙、發展遲緩、學習障礙、注意力不集中、過動、偏差行為、暴力	聽力障礙、關節痛、倦怠、便祕、腹痛、手抖、不孕症、導致胎兒畸形
丙烯醯胺	澱粉類高溫烹調（烘烤、油炸），如炸薯條、油條	神經毒性	致癌，包括乳癌
多環芳香烴	有機物燃燒不完全，包括燒烤肉類、二手菸	神經毒性、智能障礙、發展遲緩	致癌、免疫力下降、肝腎毒性

⚡菸與酒，職場舒壓幫手還是凶手？

當我們已經這麼小心，還是常常掉進食品添加物及環境毒物的陷阱中，此時再看到癮君子自得其樂地抽菸，就不禁為他們捏把冷汗。

上班族抽菸，也許是為了抒解壓力，或已有菸癮而無法抗拒，但燃燒的香菸裡包含焦油、一氧化碳、氰化物等舉世聞名的毒物，每天吸、用力吸、一輩子吸，你就像是住進全年無休的「毒氣室」，隨時毒殺自己的大腦細胞、心血管細胞、呼吸道細胞、免疫細胞等，自損陽壽數十年。目前戒菸門診已經相當普及，我會建議抽菸的朋友們：事不宜遲，選定近期「黃道吉日」的「良辰吉時」，開始戒菸。

除了菸以外，酒精也是許多人舒壓或助眠的工具。過去認為，女性每天喝一單位酒精、男性每天喝兩單位酒精，並不會影響健康（一單位酒精為十公克酒精，相當於一罐三百五十西西、三・五％酒精濃度的啤酒；或一百西西、一〇％的紅酒。每天喝三百西西的紅酒相當於三單位酒精，曾被認為是地中海飲食要素）。

然而在二〇一八年，英國劍橋大學刊登在《刺胳針》的研究指出，飲酒量對健康的危害比我們想像還大，健康人飲酒量需要下修！

這項研究綜合十九個高收入國家中，將近六十萬名先前沒有心血管疾病的飲酒者，在控制年齡、性別、抽菸、糖尿病等因素後發現，每週攝取超過一百公克酒精（相當於平均每天一・五單位的飲酒量），就開始增加「各種原因」的死亡率！

但這並不是說，只要每天喝一・五單位以下的酒精量就是安全的，若以腦中風、冠狀動脈心臟病（心肌梗塞以外）、心臟衰竭、致死性高血壓、主動脈瘤等嚴重疾病的風險來說，只要沾到酒，就開始增加發病風險，且隨著飲酒量增加，同時增加疾病風險。

那喝酒會縮短壽命嗎？

答案是肯定的。若以四十歲成年人為比較標準，相較於每天喝一・五單位以下酒精的人，每天酒精攝取量：

- 達一・五至二・五單位：減少半年壽命。
- 達二・五至四單位：減少一至二年壽命。
- 多於四單位：減少四至五年壽命。

下班後喝酒舒壓、應酬時喝酒助興、怕睡不著喝酒助眠，看似無傷大雅，日積月累後，卻是上班族的健康兇手。

速食，增壓又增胖

談完五大「食物重罪」——高糖、壞油、化學添加物、環境毒物、菸酒，接下來讓我們聊聊「第十一大槍擊要犯」——速食。

為什麼台灣人比較容易醉?

你覺得：台灣人喝酒和歐美人比起來，比較容易醉？還是不容易醉？

答案是：我們更容易醉。

肝臟解毒酵素決定了咖啡因代謝狀況，酒精更是如此。因為漢人民族分解酒精的肝臟解毒酵素功能弱，特別是乙醛去氫酶（ALDH2），若有ALDH2基因變異，將導致酒精與其代謝物乙醛（一級致癌物），在血液中濃度飆高，一喝酒就臉紅或很快出現酒醉反應。

美國史丹佛大學於二〇一五年發表研究指出，亞洲人ALDH2基因變異比例為：台灣四七%、中國三五%、日本三〇%、韓國二〇%。ALDH2 基因在第十二對染色體上，若一條染色體發生變異，酒精代謝功能變差，應該少喝酒；若兩條染色體都變異，等於沒功能，千萬別再碰酒！

也許你覺得這沒什麼，就像人有黑有白，有些人能喝酒、有些人不能而已。然而，所謂「一葉知秋」，當肝臟在酒精、咖啡因、某些藥物與食物的解毒效能差時，可能代表肝臟解毒效能真的不好。

有些人光吃止痛劑或消炎藥，就出現明顯副作用，輕則皮膚癢、出紅疹，重則氣管攣縮與過敏性休克。有些人吃抗憂鬱劑沒事，有些卻出現副作用：如倦怠、手抖、便祕、無法感受快樂情緒。看似沒有原因的皮膚過敏，都得考慮服用西藥、中藥或成藥的肝臟解毒狀況。

果不其然，國內外研究發現，ALDH2變異者若每天喝一百一十七西西紅酒，罹患口腔癌、咽喉癌與食道癌的機率，竟比正常對照組高出五十倍！大腸癌及中風的風險亦明顯增加。肝臟解毒效能良窳，影響上班族健康甚鉅。

西班牙研究團隊調查了近九千名身體健康者，食用速食（漢堡、香腸、披薩）的習慣，進行六年多的追蹤，發現：食用最多速食的人，比起較少吃速食的人，發生憂鬱症的機率增加三六%。

為什麼呢？簡單說，速食就是標準的「悲傷飲食」（高糖、高油、化學添加物），會導致高血糖、新陳代謝（血糖、血脂、胰島素）失調、慢性低度發炎、血管內皮功能失調（血管內膜受損而引發傷口發炎反應，形成血栓，若剝落可能造成冠狀動脈或腦血管梗塞）、色胺酸缺乏導致血清素不足，都會提升憂鬱的機率。此外，速食也是促成工作壓力導致肥胖的生理機轉。

刊登於《歐洲臨床營養學期刊》（*European Journal of Clinical Nutrition*）的芬蘭世代研究發現：男性員工的工作壓力愈大，腰圍愈粗。然而，工作壓力一樣大，但吃較少速食（紅肉或加工肉、漢堡與披薩、炸薯條、含糖飲料、白麵包）的男性員工，腰圍比多吃速食者小。很明顯地，**不吃速食，即使工作壓力大，也不容易肥胖**。速食本身就是「悲傷飲食」，不吃速食，工作壓力的感受也減輕了。

當上班族都在吃「悲傷飲食」，你不吃，那麼我要再次恭喜你：「不吃，就賺到了！」

17 挑戰「五級食力」，立刻減壓加減重

當你看到這裡，已經因為改變日常飲食習慣，而賺到多少健康了呢？接下來，我將幫助你從美食達人、老饕、主廚、米其林主廚，最終進階到食神等級的健康好食力！

美食達人級好食力：華人地中海飲食法

在大腦營養學中，獲得最多實證醫學研究支持的飲食療法是——地中海飲食。地中海飲食來自歐洲地中海周邊的義大利、西班牙、希臘等國家，強調全穀、豆類、堅果、大量蔬果、橄欖油、深海魚肉、紅酒等食物元素，富含大腦必需營養素及omega-3不飽和脂肪酸、多酚如橄欖多酚與銀杏類黃酮配醣體（ginkgo flavone glycosides）、高纖，能夠調節「腸腦菌軸」，改善腦疲勞。

挑戰地中海飲食迷思

當你聽到地中海飲食，有什麼想法呢？在我的診間，初次看診的患者常有以下迷思：

- 拜託！工作都快忙死了，哪有「美國」時間去準備「地中海」飲食？
- 地中海飲食？聽起來很高檔，那還要花錢、花時間去學啊！
- 在台灣，哪有可能吃到地中海飲食？
- 聽起來就不太好吃，而且吃不飽。吃「甜食」才有飽足感，吃「美食」才有滿足感啊！
- 怎麼可能用地中海飲食改善我的高血壓和憂鬱症？只有吃藥才有效。
- 有沒有搞錯，我頭頂已經出現「地中海」，還叫我吃「地中海」飲食?!

身為忙碌的醫生，我和大多數上班族一樣，都是「外食族」，飲食選擇上有很多限制，但只要掌握「華人地中海飲食」原則，我相信外食族也可以吃得健康。

當我進修營養醫學後，不管是中午走進百貨公司美食街，或是晚上走進熱鬧的夜市，往往晃了半小時還吃不到飯，如曹操在〈短歌行〉中的感嘆：「月明星稀，烏鵲南飛。繞樹三匝，何枝可依？」映入眼簾皆是「悲傷飲食」，到最後我只能「入寶山，空手而回」，找上自助餐店或素食店，放心進食。請注意，我去的可是素食（vegetarian）店，而非速食（fast food）店喔！

以前，「老伴，初一十五吃素」是很健康的事，但我主張「初一十五吃葷」。因為大多數時間吃素，又能適度補充葷食在營養上的優勢。

有時，我也會被燈光好、氣氛佳、餐色美的餐廳給誘惑，花上數百元享用豚骨地獄拉麵、奶油培根義大利麵或火腿燻雞三明治……。走出餐廳時，我聽到自己的肚子還在咕嚕叫，決定到附近夜市再吃頓粗飽，不自覺又花上數百元。當天睡覺前，極度口乾舌燥，只好狂喝水。結果半夜起來上廁所，睡眠因此中斷了兩次，隔天起來超沒精神。

這就是典型的「花錢找罪受」！後來，我每天乖乖到自助餐店報到，依照華人地中海飲食原則點餐（在接下來的內文中，我會詳述此擇食原則），肚子不再咕嚕叫，吃完有活力，大腦思緒也更清晰。

華人地中海飲食的十大原則

地中海飲食已被證實能改善血管內皮功能、代謝症候群，降低心腦血管疾病發生，改善大腦症狀，預防憂鬱症、輕度認知障礙和阿茲海默症。

根據國際醫學研究與我個人的臨床經驗，改造為更適合華人飲食形態的「華人地中海飲食」，其十大飲食原則為：

❶ 選擇全穀類食物，如糙米、全麥、燕麥、蕎麥，代替精製澱粉（麵包、麵條、餅乾等）。

❷ 吃大量蔬菜，綠色蔬菜尤佳。

❸吃適量水果，不甜為佳，可選擇莓果類（草莓、藍莓、蔓越梅、櫻桃等）。
❹吃適量根莖類，如地瓜、馬鈴薯、山藥。
❺吃適量豆類，黃豆製品為佳，如豆腐、無糖豆漿；其他包括黑豆、綠豆、紅豆等。
❻吃適量堅果，如腰果、核桃、開心果、杏仁果。
❼吃肉以魚肉與白肉（雞肉與雞蛋）為主，盡量少吃紅肉（牛肉、豬肉、羊肉）。
❽吃乳製品，以無糖優格、低脂起司，與低脂牛奶為佳，量不宜過多。
❾吃好油。以橄欖油、紫蘇油、亞麻仁油、苦茶油（以上含Omega-9或Omega-3不飽和脂肪酸，抗發炎作用）為主，低溫烹調或涼拌為佳；其他植物油（如沙拉油、葵花油、芝麻油等，含Omega-6不飽和脂肪酸，促發炎作用）為輔。
❿喝紅酒，少量為宜，每天酒精量不超過半單位（即紅酒五十西西）。

你可以填寫下頁表5-6，算出自己的「華人地中海飲食」指數。

不知你得到幾分呢？和你同樣是外食族的我，也沒辦法每天或每項都得分。我總是每隔幾週就會檢視自己的「飲食得分」，多半得到八分，若你分數比我低，請開始努力，你將發現腦疲勞現象是能改善的。分數比我高的讀者，由衷佩服你！期待你我總有一天，能將生活形態調到最理想，將好食力提到最高。

當你落實華人地中海飲食十大原則，你就開始得分，獲得本章一開始所說的關鍵大腦營養素，優化腸腦菌軸。加上避開了絕大多數的危險食物，不只腦疲勞遠離，也開始抗老化。

表 5-6 你的「華人地中海飲食」有幾分？

華人地中海飲食內容	份數（一份＝半碗份量）	單位	得分（有：1 分；無：0 分）
全穀類（糙米、五穀米、燕麥、全麥等）	≧三份（1.5 碗）	每天	
蔬菜	≧五份（一份為煮熟後半碗量）	每天	
水果	≧二份（一份為拳頭大）	每天	
地瓜（或馬鈴薯等根莖類）	≧一份	每天	
豆類（黃豆、綠豆等）	≧一份	每天	
堅果	≧一份	每天	
魚肉	≧一份	每天	
家禽肉（雞蛋、雞肉或鴨肉等）	有，但≦二份	每天	
紅肉（牛肉、豬肉、羊肉等）	≦二份	每週	
低脂乳製品	≦一份	每天	
橄欖油	有（10～15 毫升）	每天	
紅酒	有（＜ 50 毫升）	每天	
總計分數			＿＿＿＿＿／ 12 分
得分說明	‧0～4 分：留級生，要再繼續加油了！ ‧5～8 分：普通生，要持續加強喔！ ‧9～12 分：資優生，真的很不簡單呀！		

早餐店菜單大測試

每天早上到了早餐店，你通常怎麼點餐呢？學習完上一節的「華人地中海飲食原則」後，你的早餐店菜單有什麼改變嗎？請試著根據下表5-7，記錄下自己的飲食。

下表中的飲食項目，是我收集早餐店菜單後挑選列出，可能和你日常習慣的早餐品項有些許落差，但更重要的是在推薦欄中，我已勾選建議的項目，提供你擇食參考哦！

表 5-7 早餐菜單你怎麼點？

菜名	學習前	學習後	推薦
炭烤牛肉漢堡或雞腿堡			
炸豬排火腿潛艇堡			
熱狗堡（鬆軟白麵包夾熱狗）			
鮮蔬炒蛋雜糧麵包			◎
起司火腿可頌			
玉米瘦肉糙米粥			◎
蘑菇醬鐵板炒麵			
荷包蛋			◎
蘿美生菜沙拉			◎
快樂兒童餐（熱狗＋炸薯條＋炸雞塊）			
巧克力或花生醬吐司			
火腿蛋吐司			
蜂蜜鬆餅或草莓醬貝果			
可樂或其他碳酸飲料			
含糖奶茶或含糖紅茶			
無糖薏仁漿或無糖豆漿			◎
三合一特調咖啡			

註：早餐店飲料如奶茶、豆漿、紅茶、咖啡，大多數狀況下已加入糖或奶精。

午餐「自助餐店」菜單大測試

如果走進自助餐店，你通常怎麼點餐呢？學習完「華人地中海飲食原則」後，你的午餐菜單有什麼改變嗎？請試著根據下表5-8，記錄下自己的飲食。

下表中所列的飲食品項，是我收集許多自助餐店菜單後列出的，可能和你日常習慣的午餐品項有些許落差，但更重要的是在推薦欄中，我已勾選建議的項目，提供你擇食參考哦！

表 5-8 午餐菜單你怎麼點？

菜名	學習前	學習後	推薦
白飯			
五穀飯			◎
焢肉（五花肉）			
滷雞腿			◎
菜脯蛋			
炸豬排			
炸雞腿			
炸鯛魚排			
清蒸鱈魚			◎
煎秋刀魚			◎
炸芋頭餅或炸薯餅			
炸天婦羅或鹽酥菇			
炒菠菜或炒金針菇			◎
涼拌綠花椰菜			◎
炒碗豆紅蘿蔔			◎
蘿蔔排骨湯			◎
魚丸湯或酸辣湯			
冬瓜茶或紅茶			
檸檬水			◎

晚餐「美食街」菜單大測試

上了一天班，終於下班可以好好地吃頓晚餐時，你通常怎麼點餐呢？學習完「華人地中海飲食原則」後，你的晚餐菜單有什麼改變嗎？請試著根據下表5-9，記錄下自己的飲食。

下表中的品項，是我收集美食街菜單後列出的，可能和你日常習慣的晚餐品項有些許落差，但更重要的是在推薦欄中，我已勾選建議的項目，提供你擇食參考哦！

表 5-9　晚餐菜單你怎麼點？

菜名	學習前	學習後	推薦
麻辣涼麵或酸辣湯麵			
炸豬排飯或香腸炒飯			
鮭魚丼			◎
香菇雞飯			◎
南部粽或蔥油餅			
鹽酥雞或炸蚵仔酥			
人蔘雞湯			◎
清蒸鱸魚			◎
地獄豚骨拉麵			
時蔬鮮果優格沙拉			◎
奶油培根義大利麵			
燻雞培根臘肉披薩			
杏鮑菇南瓜濃湯			◎
義式鮮烤牛排佐經典蘑菇醬			
香料烤春雞佐紅酒肉汁襯松露燉飯			
深海黑鯛圓鱈魚佐蒜味番茄白酒汁			◎
扇貝野菇芹根泥佐蔬菜泡沫			◎
布列塔尼紅蝦干貝海鮮飯			◎
培根起司炭烤牛肉漢堡			

填完「早餐店」、「自助餐店」、「美食街」三大測試菜單，你有什麼感想？曾經，有企業員工在聽完我演講後，抱怨：「實在沒什麼好選的！」沒錯，美食文化的亮麗外表下，隱藏太多祕辛。「入美食街，空手而回」才是好的！還有企業員工哀嘆：「這樣吃，恐怕我要得憂鬱症了。」想必他一定是不自覺地依賴「悲傷飲食」，來抒解職場壓力。

一位四十歲的男工程師跟我說：「我已經聽你的話，照著華人地中海飲食吃，為什麼我鼻子還是塞、皮膚還是癢，一樣分心又健忘？」

我說：「麻煩你把每天吃的食物，全部拍照傳給我，我來幫你『抓漏』！」

果不其然，他的每一張「美食自拍照」都露了餡，其中一張令我印象深刻：背景是三十公尺長的人龍，他右手像修理機車的黑手比著勝利手勢，左手緊抓著一個超大的「髒髒包」（麵包裹巧克力醬和巧克力粉），正張大嘴巴準備咬下去。魔鬼藏在飲食的細節中，你終究會體驗倒吃甘蔗的幸福感。

本章可說是外食族的「完全生存手冊」，我簡單歸納以下六大原則，希望你選擇外食時，能「六」思而後行：

❶ 選擇自然食物，少碰加工食品。

❷ 少碰精製澱粉（特別是餅乾、洋芋片、麵包、麵條），主動選擇糙米飯或五穀飯，吃全穀能讓長期吃精製澱粉的你「脫胎換骨」。

❸ 一定要減糖，斷糖最好！全穀已經含有優質碳水化合物，請盡量避開甜點、糕餅與含糖飲料。

❹正餐要吃得對、吃得夠，就不容易餓，別養成三不五時把點心塞進嘴裡的習慣。
❺多吃三種「開心果」：蔬「果」、莓「果」與堅「果」，將為你的大腦帶來快樂與智慧。
❻平日上班日週一到週五嚴格一點，假日才有「本錢」吃點「美食」。

老饕級好食力：3C及外食時代的營養補充法

上班族該不該額外補充營養素呢？根據我多年行醫與企業演講經驗，上班族往往有以下迷思：

- 三餐食物攝取就夠了，哪需要再花錢買營養保健品呢？
- 營養保健品都是騙錢的，只有吃藥，才不會生病。
- 吃那麼多顆營養補充品，會不會洗腎啊？
- 某知名藝人，就是吃了這顆補充品（「仙丹」是也），結果肝癌都好了。
- 營養補充最重要，三餐隨便吃也沒關係。

而根據大腦營養學原則，我會建議上班族進行營養補充。為什麼？

- 外食族不僅每天、又長達數十年，大量選擇扣分的「悲傷飲食」。
- 外食族每天該吃的食物（如華人地中海飲食），往往沒吃到。

● 外食族常吃進食物過敏原、接觸環境過敏原而不知。
● 外食族每天吃進太多食品化學添加物、環境毒物（油炸品中的自由基、超過國際標準四倍的農藥、毒性重金屬）、吸進太多空氣汙染。
● 台灣上班族普遍工時過長、休假少，身心長期處於高壓。
● 華人心理病識感較歐美人士不足，顧忌汙名化，不願求助專業，壓力特大。

對於前文中的銀行行員秀娟，我建議她三餐除了遵照華人地中海飲食原則，並進行基本營養補充，至少包含充足劑量的魚油、益生菌、維生素C與維生素B群；以及針對個人體質弱點，提供進階營養配方。不到一個月，她分心、健忘、疲倦、便祕等症狀得到近五成改善。

別小看營養補充的效益！

有一晚，我多吃了一顆高濃度魚油，到了晚上十一點，竟然非常想睡，而「不得不」趕快去睡，從此改變熬夜的習慣。一顆膠囊看似微不足道，裡面的DHA、EPA成分卻能調節自律神經，引領我走進夢鄉，重新成為「日出而作、日落而息」的現代原始人。

對於已經面臨肥胖、高血壓、糖尿病、冠狀動脈心臟病、甚至癌症威脅危機的上班族，營養補充更形重要。美國整合醫學權威、加州大學舊金山分校迪恩・歐尼斯（Dean Ornish）博士，針對癌症患者設計整合醫療模式，邀集營養師、運動生理學家、臨床心理師、護理師、壓力管理教練加入，提供包括：

●飲食策略：吃低脂（油脂僅占一〇%熱量來源）、全食物（全天然、無化學添加物）的素食、大豆製品（每天一份豆腐加上五十八公克大豆蛋白強化豆漿）。

●營養補充策略：每天魚油三公克、維生素C二公克、維生素E四〇〇國際單位（IU）、硒二〇〇微克。

●生活形態調整：每天個人壓力管理活動六十分鐘（瑜伽伸展、呼吸法、正念冥想、漸進式肌肉放鬆法）、每週一小時支持團體（和其他病友一起討論身心放鬆議題）、進行有氧運動（一週六天、每次走路三十分鐘）。

經過一年，他們的癌症指標明顯下降，抗癌活性指標是未加入者的八倍，冠狀動脈心臟病、第二型糖尿病獲得改善，體重也減掉十公斤之多。很明顯地，**營養補充帶來的效益不只是特定器官，通常是全面性的改善，最嚴重的「副作用」則是——成功減重。**

3C族的營養補充指南

數位時代，上班族除了頭腦需要營養補充，眼睛也需要（可參考下頁表5-10）。白天緊盯公司電腦螢幕、晚上緊盯手機螢幕，兩隻眼睛吸收了盤古開天闢地以來最巨量的藍光，藍光累積量每天都在破紀錄，對於眼球的每個部位，包括角膜、結膜、水晶體、睫狀肌、玻璃體、脈絡膜、視網膜、黃斑部（視神經末端）等，皆產生嚴重氧化壓力，導致形形色色的眼睛疾病，包括乾眼症、結膜

表 5-10 3C 時代上班族的基本營養補充

魚油	DHA 與 EPA 是大腦運作最好的脂質原料，其抗發炎效果更能減少慢性神經發炎、穩定免疫系統、改善過敏疾病。DHA 也是視網膜、視神經的關鍵營養素。建議每天補充 DHA 加 EPA 劑量至少 1000 ～ 2000 毫克。
益生菌	能改善腸內菌失調，優化腸腦菌軸，把腸胃照顧到最好，大腦的運作也會最好。建議每天補充益生菌劑量至少 50 億 CFU（菌落形成單位），包含乳酸菌與比菲德氏菌為佳。
維生素 C	製造正腎上腺素、腎上腺素等壓力荷爾蒙必需，發揮抗壓力的效果，還能夠抗自由基，改善慢性發炎。建議每天補充維生素 C 劑量至少 2000 毫克。
維生素 B 群	維生素 B_3（菸鹼酸）、B_6、B_9（葉酸）、B_{12} 等，是合成神經傳導物質必需，也是支持大腦功能必備。建議每天補充劑量各為維生素 B_3 200 毫克、B_6 80 毫克、B_9 一毫克、B_{12} 一毫克。
葉黃素	高度濃縮於黃斑部，是血液濃度的千倍，和玉米黃素協同作用，能中和藍光對視網膜的自由基傷害，防止黃斑部退化與病變。建議每天補充葉黃素 6 ～ 10 毫克。
蝦紅素	抗氧化力是葉黃素的 2.75 倍，防止紫外線傷害水晶體而產生白內障，改善睫狀肌功能而降低眼睛疲勞，保護黃斑部。建議每天補充蝦紅素 4 ～ 12 毫克。

炎、白內障、高度近視、青光眼、飛蚊症、視網膜剝離、黃斑部病變等。

在健康檢查中，我發現許多社會新鮮人的眼睛，老化程度已如銀髮族！如果你想變老以後，還能「滑滑手機、玩玩遊戲」的話，請務必從現在開始保護眼睛。養成健康的3C使用習慣：每看螢幕三十分鐘，讓眼睛休息十分鐘。每天3C看得愈少，綠色風景看得愈多，眼睛可以用得愈久。

特定職業長期在強光環境下工作，更是藍光眼球傷害的受害者，包括操作美容醫學光療儀器的醫師、執行精細手術的外科醫師、牙醫師、光電工程師、焊接工人等，攝取保護水晶體與視網膜的營養素也是必需的。事實上，眼球本質上就是神經系統，它是從腦神經發展出的特別構造。眼睛的健康程度，可能反映大腦的健康程度。國外有研究嘗試透過視網膜檢查，早期偵測阿茲海默症。

我建議上班族在進行營養補充時，注意以下五大原則：

- 選擇具有公信力的品牌。留意重金屬檢測、塑化劑、化學添加物等說明；
- 購買前詳細閱讀營養素成分、劑量明細，評估補充劑量是否足夠；
- 培養長期進行營養補充的習慣，別三分鐘熱度、或吃幾天感覺沒效就放棄；
- 補充前可諮詢看診醫師、具有整合醫學專長的醫師或營養師；
- 搭配本章最後的「食神級好食力」內容，進行精準營養補充。

主廚級好食力：「挑食療法」的熱量限制法

不知你每餐通常吃幾分飽？古人說養生七分飽，到底有沒有道理？上班族一餓就吃，不餓也吃，餐廳總愛「吃到飽」，導致熱量過剩，這樣到底好不好呢？

所謂熱量限制法（caloric restriction），就是降低攝取熱量的飲食療法，每一餐皆如此。也有其他五花八門的形式，例如：間歇性斷食（隔幾餐不吃）、隔日斷食（隔一天不吃）、週期性斷食（隔幾天不吃），或間歇性熱量限制（隔幾餐吃少）等，以提高可實行性。

想要健康，得懂「挑食」

在第二章「腦疲勞非長者專利，年輕人比例更高」（詳見第六十六頁）內文中，我介紹了九十三歲的馬來西亞總理馬哈迪的故事。不知你看過他的照片嗎？有何印象呢？

老實說，我被他的臉孔吸引了目光，以為他才六十歲。一些最年輕的政治領導人，例如：三十九歲成為法國史上最年輕的總統馬克宏（Emmanuel Macron）、三十一歲全球最年輕的奧地利總理庫爾茨（Sebastian Kurz），已經算不了什麼。能成為世界上最年老的領導人，才是真功夫！

我十分好奇：馬哈迪的養生祕訣是什麼？

根據報導，他的食量很小，餐點一分為二，與旁人共享。早餐只吃一片麵包，晚餐吃兩湯匙米飯。他說：「三十年前的衣服，我現在還穿得下！」表示他維持標準體重，三十年來腰圍不變。

他記得小時候媽媽曾告誡他：「當覺得食物很美味時，就應該停止。」

讀醫學院時，他發現這句話是對的，如果飲食不節制，食慾只會愈來愈大，要瘦下來很困難。馬哈迪自律甚嚴，謹守母親的告誡。雖然剛開始吃少時，他也覺得很辛苦，但一段時間後習慣了，便能輕輕鬆鬆地自我控制。

馬哈迪的養生之道是「熱量限制法」，這可依據美國威斯康辛大學知名的恆河猴實驗，證實猴子連續十五年減少三成攝取熱量，相當於人類連續四十年維持「七分飽」，就可以少生病、抗老化，還能夠延長壽命。而馬哈迪只吃足夠維持每日活動熱量的食物，以其少食驗證了人類抗老化的可能性。

此外，在美國史丹佛長壽研究中，發現「嚴謹」的思考、「自律」的個性與長壽密切相關，而馬哈迪完全具備這兩項心理特質。

許多嘗試過斷食的民眾，都相當稱讚其帶來的效果。根據我的觀察，採行這類「熱量限制法」的上班族，外表比同年齡人年輕十歲以上，明顯較少慢性病；反之，長期嗜吃甜食、習慣吃到飽的上班族，外表可以比同年齡人老上十歲，並且慢性病纏身。

因為熱量要限制，所以更要**「挑食」——挑選能夠爲身體加分的食物**，如華人地中海飲食；**避開對身體減分的食物**，如「悲傷飲食」。所以，熱量限制法也是一種「挑食療法」。

熱量限制法看起來簡單，但不容易做到，比地中海飲食、營養補充還難，因為上班族壓力大容易嘴饞，又被商業廣告終日撩撥，胃口自然愈養愈大、口味愈來愈重鹹。所以，我建議上班族在實行熱量限制法時，注意以下五大原則：

- 以每餐七至八分飽為原則，主要減少精製澱粉、飽和脂肪的高熱量成分；
- 若有明顯身體不適，應停止並求助醫師。銀髮族或慢性病患者應與醫師或營養師討論後，才考慮實行；
- 每日熱量不建議低於一千四百大卡（男性），或一千兩百大卡（女性）；
- 三分鐘熱度幫助有限，關鍵在長期持續下去；
- 詳細的實行方式，可參考我前一本著作《大腦營養學全書》相關章節。

你靠吃來解除壓力嗎？

四十歲的志豪，是外商公司的行銷部經理。十年前，為了全心衝刺業績，他除了睡覺外，幾乎都待在公司。工時長、壓力大的他發現，只有在跟客戶或朋友的應酬場合，大塊吃肉、大口喝酒時，才能稍微感覺到放鬆。

於是，他開始暴飲暴食，體重從六十公斤飆升到一百公斤，還出現胃食道（胃酸）逆流、橫膈膜裂孔疝氣、腹股溝疝氣、嚴重內外痔瘡、精索靜脈曲張、大小腿靜脈曲張等疾病。十年來，他跑遍大小診所醫院，就是搞不清楚原因出在哪裡。

當他來找我時，我仔細分析他的病情後，直指他就是因為吃太多，腹壓高，壓力往上、往下壓迫，才會出現這一連串的疾病。

上班族常認為自己的病一定有個「異於常人」的原因，期待醫生安排昂貴的高科技檢查、開出一顆仙丹妙藥，從此治癒。其實，**慢性疾病的根本病因通常是自己長年「病從口入」，正因爲缺乏正念力，養成靠吃舒壓的習慣**。

一旦要熱量限制，長期的憂鬱、挫敗與絕望感立即裸裎相見。這時，進食衝動立即出現：「不吃不行，我要大吃特吃，以前吃不夠的，現在全部吃回來！」飲食障礙症患者，利用「吃」來處理壓力的現象最明顯：

● 狂食症（嗜食症）：短時間吃下大量食物，無法控制自己暴食的衝動，但未出現催吐等代償行為。

- 暴食症：短時間吃下大量食物，無法控制暴食的衝動，為了避免發胖而出現代償行為，如催吐、使用瀉劑、強迫運動等。
- 厭食症：害怕正常體重或肥胖，即使已經過瘦，仍認為太胖，出現過度限制飲食，或者暴食合併催吐等代償行為。

在台北鬧區工作，我發現實行熱量限制法並不難。當你走進自助餐店，店員餐量總是給得特別少，你也不敢點太多菜，結帳時收銀員大喊：「一百五十元！」你心裡一驚，兩、三口就吃完了，走出門口時，發現肚子還有「三分餓」，沒錯，這剛好就是「七分飽」！

米其林主廚級好食力：蔬果餐、精力湯與全穀漿

在華人地中海飲食中，蔬果類（蔬菜、水果、地瓜、豆類）加起來為一天九份，對我們而言，算是相當高的份量。

國民健康署著眼於預防癌症及慢性疾病，建議天天五蔬果——每天至少吃三份蔬菜與兩份水果（蔬菜一份為煮熟後半碗量，水果一份為拳頭大小）。但根據二〇一六年調查結果顯示，十八歲以上成人每日攝取三蔬二果比率僅達一二・九％（男性九・四％，女性一六・三％）。

建議蔬果「多多益善」，這是在不要吃進太多果糖的前提下，因為蔬果含有天然的植化素

（Phytochemicals，又稱「第七營養素」），具有抗發炎、抗氧化、抗菌、抗病毒、抗癌、神經保護等整體功效。

個別植化素之間也常有加成作用，多樣攝取反而有加成反應，是真正「療癒系」食物，特別存在於「彩虹蔬果」中（可見下表 5-11）。

每天三分鐘，台大醫師的抗老食譜

外食族要滿足「彩虹蔬果」並不是那麼容易，囫圇吞棗再加上腸胃功能差，怎樣才能攝取到最豐富的植化素呢？

只要學會三道菜，你就能具

表 5-11　彩虹蔬果

彩虹顏色	代表蔬菜	代表水果	主要植化素
綠色	綠花椰菜、高麗菜、芥蘭、菠菜、地瓜葉、蘆筍、芹菜	檸檬（萊姆）、奇異果、芭樂、酪梨	葉綠素、檸檬酸烯、檸檬苦素、木質素、木犀草素、芹菜素
黃色	地瓜、南瓜、胡蘿蔔、玉米、薑	鳳梨、柳丁、橘子、芒果、柿子	β-胡蘿蔔素、葉黃素、玉米黃素、隱黃素、楊梅素、檸檬黃素、異黃酮素、薑黃素、柚素（naringenin）
白色	白花椰菜、白蘿蔔、山藥、洋蔥、大蒜、牛蒡	香蕉、梨子	蘿蔔硫素、異硫氰酸鹽（isothiocyanate）、吲哚、蒜素、槲皮素、皂素
紅色	甜菜根、紅鳳菜、紅辣椒	番茄、火龍果、西瓜、蘋果、蔓越梅、草莓、櫻桃、覆盆子、紅石榴	茄紅素、辣椒素、阿魏酸、鞣花酸、芸香素
紫色	紫色高麗菜、茄子、紫菜	藍莓、黑莓、葡萄（籽與皮）	原花青素、花青素、白藜蘆醇、沒食子酸、綠原酸

有米其林主廚級好食力，在職場上已無人能出你左右。

第一道是「三分鐘蔬果餐」：莓果堅果雙拼燕麥。融合了華人地中海飲食的精髓，特別適合週一到週五沒時間吃早餐、倉皇出門的「餓鬼族」；週六日失控暴食、週一例行性懺悔贖罪的「貪食族」；以及無肉不歡、皺紋黑斑上身的「早老族」。

採用原味的燕麥做早餐，搭配新鮮水果、堅果，一大早就可以擁有好體力和好精神，提供大腦營養，保持思緒清晰。

材料：

即食燕麥片一份（一份為普通碗半碗）、無糖熱豆漿三百西西。生菜一份（高麗菜絲或萵苣）；櫻桃、藍莓、覆盆子共一份；腰果、核桃、杏仁果共一份；無糖優格（酸奶）一百五十西西。（小提醒：食量小的讀者可將以上份量自行減半哦！）

作法：

❶ 準備兩個大碗備用。第一碗中，放入燕麥片、倒入無糖熱豆漿。

❷ 在第二碗中，依序放入準備的生菜，櫻桃、藍莓、覆盆子，腰果、核桃、杏仁果，最後淋上無糖優格即可。

張醫師的小叮嚀：

建議安排時間在家自製早餐，吃完早餐才出門。若爬不起來，就表示需要調整睡眠時間，不要熬夜，堅持睡眠七至八小時，做好護腦基本功。

若學會這道食譜，便可依自己的需求做些變化，設計新菜單喔！

第二道則是「六分鐘精力湯」：彩虹活力飲。每隔兩天我都會打杯精力湯，只要準備簡單的當季新鮮蔬果，運用高馬力果汁機將蔬果完全擊碎，製作高植化素飲料，轉眼間，市售一杯價值兩百元的精力湯就出現在眼前。

在水果的選擇上，我常選不甜的水果（如檸檬、芭樂、火龍果、莓果等），而少用「夭壽甜」的水果（如鳳梨、木瓜、葡萄等），因為後者將為你帶來高血糖、高三酸甘油酯與腹部肥胖，攝取量愈保守愈好。

材料：

檸檬一顆、芭樂半顆、紅肉火龍果半顆；蔓越莓、藍莓與覆盆子共半杯量（一杯為五百西西）；甜菜根一小塊；核桃或腰果四分之一杯量；卵磷脂粉、啤酒酵母粉、米麩各一大匙（一大匙為十西西）；冷水五百西西。

作法：

❶ 所有食材洗淨；檸檬帶皮、火龍果削皮、芭樂去籽，皆切成小塊備用。

❷ 所有材料倒入果汁機中，攪打食材至細碎後即可飲用。

張醫師的小叮嚀：

活力飲喝起來微甘而不甜，就對了！

上班族忙歸忙，花時間為自己與家人打杯精力湯，實在是非常划算的投資。若連六分鐘都撥不出來，這樣下去，也難怪中年百病纏身、群醫束手無策了。

需要提醒的是，若你有血糖偏高、代謝症候群或急慢性疾病，可與醫師或營養師討論後，再決定製備方式與食材內容，有時直接吃蔬果會是較佳選項。

第三道菜是「九分鐘全穀漿」：健康第一名。每隔兩天我也會製作全穀漿，以燕麥為基底，加入糙米、薏仁、藜麥、小米等全穀類，也可加入黃豆、黑豆、綠豆等豆類，以及芝麻、薑黃粉、綠茶粉、小麥胚芽等食材，營養更加分。

材料：

燕麥半杯；糙米、薏仁、藜麥、薑黃粉、小麥胚芽粉各一大匙；卵磷脂粉、啤酒酵母粉、米麩各一大匙；熱水八百西西。

作法：

❶若你使用一般的果汁機，需要在前一晚將燕麥、糙米、薏仁等全穀泡水變軟，隔天早上再取出使用。若你使用高馬力果汁機，可直接將食材打熟，或者採用即食燕麥、穀物粉，則不需要提前一晚準備。

❷把所有材料倒入果汁機中，攪打食材至細碎後即可飲用。

張醫師的小叮嚀：

全穀類富含多種營養素與植化素，以燕麥為例，其營養素非常豐富，如下頁表5-12所示。全穀植化素還包括異黃酮、芸香素、β-葡聚糖、植酸、植物固醇等，是優良的複合式碳水化合物，更可讓血糖保持穩定。全穀漿好喝且營養價值高，用來取代你所習慣的精製澱粉，再好不過了。

食神級好食力，功能醫學檢測來幫你！

讀到這裡，你的「好食力」強度已經遠超乎常人了！

但我可以想像有些上班族會開始抱怨以下疑難雜症：

- 為什麼我已經吃地中海飲食了，高血壓還是沒有好？
- 為什麼我已經吃地中海飲食，營養補充更沒少，還是胃潰瘍又胃食道逆流？
- 為什麼我已經挑選地中海飲食、營養補充、吃七分飽，更年期症狀還是一樣嚴重？
- 為什麼我已經吃地中海飲食、進行營養補充、吃七分飽，又吃蔬

表 5-12　燕麥的營養成分

營養素種類	作用
麩醯胺酸	為穀類第一名，合成麩胺酸與 γ- 胺基丁酸，幫助放鬆與睡眠。
苯丙胺酸	是製造多巴胺、正腎上腺素、腎上腺素的原料。
精胺酸	可幫助血管擴張，預防高血壓。
膽鹼	能夠合成乙醯膽鹼，是記憶力的關鍵。
可溶性膳食纖維	可改善腸道菌生態，透過「腸腦菌軸」幫助大腦抗壓。
維生素 B 群	可製造所有神經傳導物質必備的催化劑。
維生素 C	具有抗壓作用的營養素，可催化製造腎上腺素。
多種胺基酸	是所有神經傳導物質的原料。
礦物質	含有鎂、鐵、鈣，是製造神經傳導物質的催化劑。

解答之前，我先分享一個自身經驗。有天早上，我吃了歐姆蛋米漢堡，突然無法控制血液上衝腦袋，覺得又熱又麻，煩躁不安，感到十分奇怪，為什麼會這樣呢？左思右想，才想到歐姆蛋有起司，但以前我吃起司不會有這種反應啊！原來，我前一晚喝了紅酒，於是產生了鼎鼎大名的「起司反應」。

紅酒和起司都含有大量酪胺（tyramine），會導致多巴胺、正腎上腺素、腎上腺素的大量釋放，於是血壓瞬間上升、臉潮紅。這也是引起偏頭痛的常見原因。

沒錯，我們的生理反應「其來有自」，常跟你所吃的食物有關。別忽視飲食對生理的立即與長期影響，當你感到不舒服、避之唯恐不及時，這些反應卻是極其寶貴的「火災警報器」，告訴你：「你吃錯東西了！」

記得某天，我去一家熱炒店吃飯。當晚許久沒發作的手汗再次發作，要戴醫療檢查手套時格外困難。隔天早上，我又因肚子痛提早起床，趕忙上廁所但並未腹瀉。吃完早餐，再次肚子痛。後來我終於想起，那一晚服務生問我：「大辣、中辣、小辣或微辣？」我回答：「微辣。」

跟許多人一樣，我以前是「無辣不歡」，但近年重視健康後，很少吃辣。但當天菜裡有些胡椒、辣椒，我忘了它們正是我的食物過敏原，嚴重度屬於中度。辣椒與胡椒導致我腸胃發炎、肚子痛，加重刺激交感神經、誘發手汗，雖然沒有腹瀉，但隔天整天人都病懨懨的。

辣椒與胡椒都是很棒的食物，含有益的植化素，對別人是「藥」；可是對我來說，因為是我的過敏原，反而變成一種「毒」，印證了「別人的解藥可能是自己的毒藥」。這個時候的肚子痛和手汗不再是討厭的症狀，而是可貴的警報，提醒自己：「吃錯東西了！」

在第一章「『三力自癒』翻轉人生的真實案例」專欄中（詳見第六十一頁），我曾介紹過資深會計師麗花的故事。她以前早上有起床氣，整天都想發脾氣卻說不出為什麼。事實上，在她做了食物過敏原與敏感原檢測後，立刻發現她的問題主要來自食物的影響。

麗花愛吃的麵包（小麥與麵包酵母製成）、巧克力蛋糕（含蛋、巧克力）、奶茶（牛奶，也可能只是奶精）、鮮奶（牛奶），都是她的食物過敏原或敏感原，長期食用會導致免疫系統過度發炎，成了大腦症狀與生理疾病的溫床。根據她的食物過敏原與敏感原檢測報告，我指導她進行「低敏飲食法」，這是大腦營養學的九大飲食療法之一。在飲食均衡的前提下，迴避過敏原與敏感原，減輕腸道、身體與大腦的過度發炎。

急性過敏，指的是某些食物或環境分子（稱為過敏原），誘發免疫系統產生過敏反應（Hypersensitivity），免疫球蛋白E（IgE）與過敏原結合，導致肥大細胞與嗜鹼性球活化，分泌大量組織胺、白三烯等發炎物質，在身體造成急性發炎反應，通常來的快、去得也快。

食物敏感，指的是某些食物分子（稱為敏感原）進入身體後，免疫球蛋白G（IgG）與之結合形成免疫複合體，引起敏感反應或稱為不耐（intolerance），在一段時間後才出現症狀，維持時間更久（可參考下頁表5-13麗花的報告）。

我幫麗花安排如第三〇〇頁表5-14的功能醫學檢測，包括前述「食物過敏原與敏感原檢測」，並據此分析大腦的七大關鍵病因，把體質弱點「一網打盡」，精準擬出個人化的整合醫療建議，包括

表 5-13 麗花的食物過敏原與敏感原

發炎反應	急性過敏原（IgE 發炎反應）	食物敏感原（IgG 發炎反應）
輕度	小麥、蕎麥、蛋白	蛋黃、螃蟹、蝦、鱈魚、花椰菜、碗豆莢、竹筍、香蕉、薑、花豆、白木耳
中度	辣椒、巧克力、蛋黃	牛肉、牛奶、櫻桃、小麥、紅豆、綠豆、花生、麵包酵母、辣椒、巧克力
嚴重	牛奶、起司	蛋白、鰻魚、黃豆

飲食療法、營養補充、心理諮詢與生活方式調整。

後來麗花告訴我：「我和副總一樣都失眠，千里迢迢拜訪名醫，結果拿到一模一樣的安眠藥。但找你看失眠卻讓我感到驚訝，你可以用整合醫學幫我，處方卻完全不同。」沒錯，**每個人的失眠關鍵病因都不同**，怎麼能給同樣的處方呢？

在第三〇一頁圖5-2中，我利用金字塔呈現七大關鍵病因（生理失調），最底層是「錯誤飲食與營養失衡」，最上層是「心理壓力與睡眠障礙（自律神經失調）」。每種病因都很重要，但以整體身心健康來說，要先打穩地基、才能一層一層蓋高樓。左欄則是評估每種關鍵病因的功能醫學檢測項目，當中牽涉進一步的醫學知識，有興趣的讀者可參考我的著作《大腦營養學全書》。

人體複雜精妙，並非單獨某種飲食項目、某個營養補充，或某項生理檢測就能參透其奧祕的。

大腦更不是放在標本罐裡的器官，它隨時與腸胃、免疫、荷爾蒙等系統對話，這也就是為何談職場減壓，不能只在大腦的層次談，而要針對全身整體分析。事實上，

表 5-14 功能醫學檢測表

七大關鍵病因	常用功能醫學檢測
7. 心理壓力與睡眠品質欠佳（自律神經失調）	· 自律神經檢測 · 神經傳導物質檢測 · 甲基化（methylation）代謝檢測 · 脂蛋白 E（apolipoprotein E）基因型分析（失智症風險）
6. 能量代謝與氧化壓力異常	· 細胞粒腺體能量生成指標 · 氧化壓力分析（氧化傷害、抗氧化解毒酵素、抗氧化物） · 抗氧化維生素檢測
5. 毒物累積與肝臟解毒異常	· 毒性重金屬檢測 · 環境荷爾蒙（塑化劑、防腐劑、清潔劑）檢測 · 雌激素肝臟代謝檢測 · 肝臟解毒酵素功能檢測
4. 腸胃與腸道共生菌失調	· 基礎代謝健康檢測 · 腸道黏膜滲透性檢測 · 腸道系統綜合分析檢測
3. 免疫系統過度發炎	· 食物過敏原（測定 IgE）與敏感原（IgG）檢測 · 環境過敏原（IgE）檢測 · 麩質敏感分析
2. 荷爾蒙系統失調（包括：腎上腺、甲狀腺、性腺、胰島等）	· 腎上腺荷爾蒙皮質醇檢測 · 全套甲狀腺荷爾蒙檢測 · 女性生育期或停經期荷爾蒙檢測 · 男性荷爾蒙檢測 · 抗老化生長因子分析 · 血糖代謝健康檢測（含糖化終產物） · 脂質代謝健康檢測
1. 錯誤飲食與營養失衡	· 基礎營養代謝檢測 · 脂肪酸分析 · 胺基酸分析 · 微量礦物質檢測 · 維生素 D 檢測 · 血管內皮營養代謝檢測

圖 5-2 破解大腦症狀密碼：七大關鍵病因

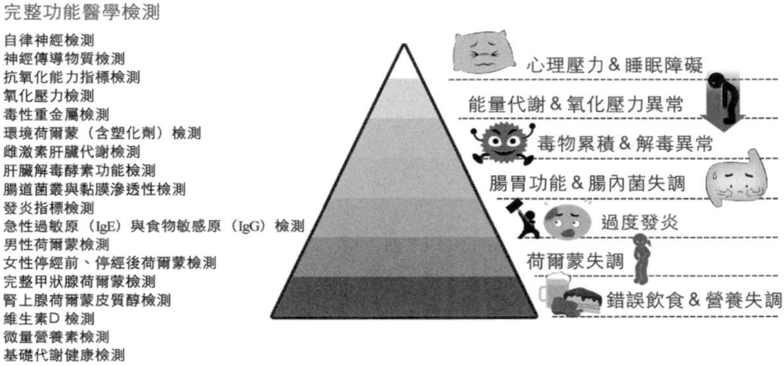

我在自己身上應用功能醫學檢測，以及整合醫療策略，在不吃藥或手術的狀況下，出現以下狀況：

- 輕鬆減重十五公斤。
- 手汗大幅改善。
- 常有患者一看到我就問：「醫生，你的醫術……行嗎？你是實習醫生嗎？念哪個醫學院畢業？是不是剛當完兵？」

當我開始運用整合醫學，自己馬上先受惠。老實說，醫療人員的身體狀況常比病人還慘，不僅沒受惠於醫學，輕則百病纏身，重則英年早逝。透過這本書，希望能幫助現代過勞的上班族，包括血汗環境中的醫療人員重拾健康。

結語

從職場減壓、消除腦疲勞到抗老化

你我航行於職場壓力的大海，每個人承受不同壓力。若你是一只膠筏，能夠安全地載自己，就已經是極限了。若你是一隻小船，可以到近海捕魚，再載回漁港賣一筆錢。若你是一艘大貨輪，承載數千貨櫃，航行全球，遇到暴風雨能平安渡過。

「高效三力自癒法」，讓你能在小船上安身立命，甚至成為大貨輪，承受更大壓力，獲得更高職場成就。

一直逃避職場壓力，就像空無一物的膠筏，遇到小雨就岌岌可危，風浪一大，隨時葬身魚腹，這並非好事。當職場「壓力」與日劇增，你的「減壓能力」只能與日俱強，才能保持平衡。千萬不要一天到晚罵「壓力」，卻不投資自己的「減壓裝備」，萬事不做改變的結果，就是加速老化、提早生病。

誰能為你的健康負責？不是企業機關，不是健保署，而是你自己。

美國人享有全世界一流的醫療品質，但他們的平均壽命七十九・三歲，卻比其他高收入國家，如日本、加拿大和挪威的居民來得短。哈佛大學公共衛生學院營養系主任胡丙長（Frank Hu）博士等人，想破解其原因，於是進行研究，招募十二萬名受試者，調查其生活健康習慣，並分析其醫療紀錄。他們定義出五大健康習慣：

- 不抽菸。
- 不過重或肥胖：定義為身體質量指數（ＢＭＩ）介於十八．五至二十四．九。
- 適量飲酒：女性每天喝酒不超過一單位（如一百五十西西紅酒）、男性每天喝不超過兩單位（三百西西紅酒）。
- 健康飲食：多吃蔬果和五穀雜糧、少吃紅肉和飽和脂肪。
- 運動：每天至少進行三十分鐘中度到強度運動，譬如快走。

他們發現：以五十歲的人來講，若完全沒有以上五大健康習慣，男性平均活到七十五．五歲，女性活到七十九歲。如果同時維持以上五大健康習慣，男性可活到八十八歲，女性可活到九十三歲。也就是說，若培養五大健康習慣，男性可延長十二年壽命，女性可延長十四年壽命！

當你學會「高效三力自癒法」，能力已遠超過哈佛大學推薦的五大健康習慣，不只能改善腦疲勞，與職場壓力共舞，同時提升了身體健康，更已走在全身抗老化的康莊大道上！

終結腦疲勞！台大醫師的高效三力自癒法

作者	張立人
商周集團榮譽發行人	金惟純
商周集團執行長	王文靜
視覺顧問	陳栩椿
商業周刊出版部	
總編輯	余幸娟
責任編輯	呂美雲
協力編輯	張棠紅
封面設計	copy
內頁排版	copy
內頁插畫	盧宏烈
出版發行	城邦文化事業股份有限公司-商業周刊
地址	104台北市中山區民生東路二段141號4樓
傳真服務	(02) 2503-6989
劃撥帳號	50003033
戶名	英屬蓋曼群島商家庭傳媒股份有限公司城邦分公司
網站	www.businessweekly.com.tw
香港發行所	城邦（香港）出版集團有限公司 香港灣仔駱克道193號東超商業中心1樓 電話：(852) 2508-6231　傳真：(852) 2578-9337 E-mail：hkcite@biznetvigator.com
製版印刷	中原造像股份有限公司
總經銷	聯合發行股份有限公司　電話：(02) 2917-8022
初版 1 刷	2019年1月
定價	360元
ISBN	978-986-7778-50-5（平裝）

國家圖書館出版品預行編目資料

終結腦疲勞！台大醫師的高效三力自癒法／張立人著．
-- 初版．-- 臺北市：城邦商業周刊，108.01　304 面；14.8×21 公分．
ISBN 978-986-7778-50-5（平裝）
1. 睡眠　2. 疲勞　3. 健康法　411.77　107023560

生命樹

Health is the greatest gift, contentment the greatest wealth.
~Gautama Buddha

健康是最大的利益，知足是最好的財富。 ——佛陀